董氏奇穴针灸学

（第 2 版）

杨维杰　著

中医古籍出版社

Publishing House of Ancient Chinese Medical Books

图书在版编目（CIP）数据

董氏奇穴针灸学/杨维杰著．–2 版．–北京：中医古籍出版社，
2017.4（2024.4 重印）

ISBN 978–7–5152–1382–8

Ⅰ．①董…　Ⅱ．①杨…　Ⅲ．①针灸疗法-穴位　Ⅳ．①R224.2

中国版本图书馆 CIP 数据核字（2017）第 036080 号

董氏奇穴针灸学

杨维杰　著

责任编辑　孙志波
封面设计　陈　娟
出版发行　中医古籍出版社
社　　址　北京市东城区东直门内南小街 16 号（100700）
电　　话　010-64089446（总编室）　010-64002949（发行部）
网　　址　www.zhongyiguji.com.cn
印　　刷　北京市泰锐印刷有限责任公司
开　　本　850mm×1168mm　1/32
印　　张　9.375
字　　数　215 千字
版　　次　2017 年 4 月第 2 版　2024 年 4 月第 4 次印刷
书　　号　ISBN 978-7-5152-1382-8
定　　价　28.00 元

自　序

自拙著《董氏奇穴针灸发挥》1980年出版以来，匆匆已逾十年，该书原据董师景昌原著《董氏正经奇穴学》编著而成，为阐述董氏奇穴之第一本有关著作。十余年来虽已发行十版之多，唯变动增减不多。

由于近几年间市面以"董氏奇穴"冠名之书甚多，或穴位膨胀数倍，或位置与董师原书出入甚大，或功用过于离奇，各方来函或电询者甚众，值此董师逝世十六周年之际，感念之余，在《董氏奇穴针灸发挥》基础上大幅删补调整，扩充内容，完成此书。

本书穴位数目及部位、主治仍以《董氏正经奇穴学》内容为主，不做增减。**原书每一穴位之解剖原系指作用而言，依旧照列，特加括号区别**，在此之前则按肌肉、血管、神经补入实际之解剖。手术、应用方面根据实际仅做部分变动。说明及发挥原为《董氏奇穴针灸发挥》一书中心所在，系董师口授心传及个人临床心得之精华，此次特将初编遗漏之部分资料，并根据近十年间之领悟补入更完整之内容。为便于更迅速、更准确地寻找穴位，穴位图片亦较《董氏奇穴针灸发挥》一书更为详明清晰。

《董氏正经奇穴学》原仅有穴位而无治疗学，《董氏奇穴针灸发挥》及本书所列之治疗学纯系依据个人追随董师学习之笔记整理而成，此次再增入多年临床心得，使此部分更为完备。

此书之内容，更动、增加幅度甚大，已然不同于《董氏奇穴针灸发挥》。由于董师之学自成一家，故特定名为《董氏奇穴针灸学》，以彰显董师之伟大成就。

此书完成之际，适余受邀赴大陆交流。在多处演讲针灸，每次与会皆有不少医师携带托此间亲友购得之《董氏奇穴发挥》一书前来听讲，足见董氏奇穴在大陆甚受重视。为配合大陆各处"董氏奇穴研究中心"之成立，及个人赴大陆讲学之便，并利于发扬，此次全修新版特由直式改为横式电脑排版。但愿此书之新版，能对董氏奇穴之推广及针灸救人事业有更大贡献。

本书之完成承蒙蔡明余、廖尚真、庄慕瑜、林鸿恩、锤政哲、陈久美、胡光等医师帮助整理编辑及校稿，得以顺利出书，特此一并致谢。

杨维杰

1991 年冬初稿于洛杉矶
1992 年夏定稿于台北

如何检验是否为一个好的针灸医师

——代 12 版（全修 2 版）序

要检验一个好的针灸医师，医德医理当然是不可缺少的一环。但必欲在短期间内迅速看出一个针灸医师的医术是否高明，下面几点不失为快速检验的标准。

一、取穴少　越高明的中医师处方用药越少，同理，越高明的针灸医师取穴也越少。只有在取穴少的情况下，才能比较出穴位的特殊疗效，也才能凸显医师的医理精湛及高度自信。对患者而言，取穴少能将进针疼痛降至最低，这也是医德的一种表现。依古人经验，平均每位病患两穴配伍，双边用针，宜八针为限。平均超过八针者，则宜检讨自我之医术是否有可议之处，是否仍须加倍努力。

二、用穴精　人体之穴位逾千，常用者不过数十穴，甚或十数穴。如欲每穴皆用，必致无法真正掌握穴性及应用。古有"马丹阳天星十二穴"，仅以十二穴交替灵活配伍，广泛治疗多种疾病。个人临床三十余万人次，平均常用穴位亦仅二十余穴，有时一日门诊数十人，平均每人用针仅三四针，总用穴不足二十，疗效依旧可观。足见古人"取穴少，用穴精"之说确有可取之处。古人言："异病同治。"穴位亦有双向调节作用。临床用穴务必要求一针多病，切不可一病多针。唯有如此，方能对穴位之使用更精确，穴性之了解更深入。古歌诀处方中，特定穴之使用比例均占一半以上，实足为我人引鉴深思。

三、尽量或绝对不针患处　中国医学是一门医学，也是一种艺术，不同于西医之头痛医头，脚痛医脚。中医通过多路调节，多种治法均能达到相同的治疗目的。针灸亦要讲究艺术，这也是一种实效的追求，即所谓之"治疗求本"。针灸名赋《标幽赋》说："交经缪刺，左有病而右畔取；泻络远针，头有病而脚上针。"若不论何病皆在痛处下针，与护士之注射有何不同？只不过是将注射针换成针灸针之差别而已，与其称之为针灸医师，还不如称之为针灸护士。虽然古人亦有"阿是穴"之压痛点取穴法，但是根据统计，古人在阿是穴之应用有几个特点：一是所治之病以实证为多；二是所治病证大部分比较单纯、局限；三是所治之病多以痛证为主，即所谓之"以痛为腧"。因此绝大部分之疾病仍以远处取穴为宜，但远处取穴仍不可漫无原则，必须以经络为依据，在辨证论治的前提下远处取穴，这样才能有的放矢，取得最大疗效。

四、急症、痛证要求立见效果　针灸治疗急症、痛证历史悠久，方法简便，没有时间及条件的限制，经济安全，见效快，这是针刺疗法的特点。目前有许多针灸治疗脑出血、休克、昏迷、急腹症、急性疼痛、急性扭伤的临床报道。个人也有多次赴医院急诊救醒昏迷患者的案例，治疗各种急性疼痛、扭伤更是立竿见影、司空见惯之事，这些都是针灸的特色及优势所在，是每一位针灸医师都应掌握及发挥的地方。要求立见效果，不仅可以提高个人医术，甚至可以救人生命。对于各种疼痛，只要确实把握针对性穴位，均可立见效果，这是每位针灸医师都应有的基本认识，否则即失去了学习及使用针灸的意义。

五、久病难病敢于刺血及深刺久留　《内经》言："病有浮沉，刺有浅深。"常见不少针灸医师不论何种病证皆予浅刺，刺入几分并捻转几下后即立刻出针，对新病浅病或许有效，对久病痼疾则不免有隔靴搔痒之感。就痼疾而言，病邪深入，正气已虚，抗病力难以短期迅速调动，留针时间过短，针刺太浅，岂能见效？至于疼痛、痉挛性疾病，依经验及报道，更要深刺久留方能取得一定疗效，因此不可一概浅刺；不过亦不可盲目深刺，必须根据辨证，并需了解生理，以免发生危险。

又中医认为久病入络，并有"久病必有瘀，难病必有瘀，怪病必有瘀"之说。针灸治疗络中瘀血之法，最为简捷有效之道即是刺血。凡病患之血络有瘀阻，即可点刺出血予以施治。由于人们对出血的恐惧，许多医生不敢运用此法，殊为可惜。此法运用得当，往往有意想不到之神效。临床上许多久病，经针灸、中药治疗能减轻症状，但并不能痊愈，经过点刺出血去其瘀阻，却能迅速治愈。特别是对于一些疑难怪病，经各种治法罔效失望之余，运用刺血疗法竟能收到起病愈疾、起死回生之意外疗效。对于一些急性病，刺血之效果亦多半高于毫针。有人说："不懂刺血疗法，不敢刺血，只能算是半个针灸医生。"此说确有几分道理。因此针灸医师于刺血之法尤当深刻钻研，用之临床。

以上几点均为个人综合文献及多年临床经验所做出的初步总结，可以作为鉴定优秀针灸医师的初步标准。欲学针灸者或欲寻针灸医师治疗者，不妨以这几点作为参考。欲成为一个好的针灸医师，亦不妨以此自勉。

（本文曾在新加坡、日本、美国等国及中国大陆多地之演讲及教学"谈针灸医术之学习、临床与提高"中多次提及，反响甚大，特节录于此，与诸位同道共勉）

杨维杰

仅以此书之大陆初版

纪念恩师董公景昌

逝世二十周年

董氏奇穴及其学术思想浅探（导读一）

——1981 年 2 月 25 日于三军总医院针灸科演讲讲稿

各位先生，大家好！今天个人能在此地再度与诸位谈谈董师景昌的奇穴及学术思想，非常荣幸而愉快。三年前，也曾在这里讲过两个多月的董氏奇穴，但那时只是穴位的介绍及应用的说明。三年来，由于更多的临床体会，对于董师的治疗精神有更深的认识，经过较为系统的整理及归类，此次希望能借由不同的角度，为大家从另一个层面略做剖析，以冀各位能更深入了解董氏奇穴的精神内涵及实质意义。

董师景昌，山东省平度市人，生于 1916 年，逝于 1975 年。临床 40 年，临诊 40 万人次，其中对军公教（军人、公务员、教师）及贫困民众之义诊，即达 10 万人次，曾数度荣膺好人好事代表。并于 1971 年至 1974 年间，五度前往高棉，为朗诺总统治愈半身不遂，功在邦交，而荣获颁赠最高荣誉状，为中医界获得此项殊荣之第一人。

董师除对奇穴颇多发明外，对于临床应用各家学说亦多发挥。恩师学问精深，学生虽穷数年心力，但所能领悟者仅其十之一二，愿就所知内容尽量述介于后。

一、董氏奇穴之穴位分布

董氏奇穴系董师绍衍祖学，研究发展，自成一派的一家之学，内容计有七百四十余穴，分别散布于手、臂、足、腿、耳及头面等处，虽不若十二经络之循环不断，相接无端，但亦有一定脉络可寻，规律而简单。例如手指部称"一一部位"，手掌部称"二二部位"，小臂部称"三三部位"，大臂部称"四四部位"，足趾部称"五五部位"，足掌部称"六六部位"，小腿部称"七七部位"，大腿部称"八八部位"，耳朵部称"九九部位"，头面部称"十十部位"，另有"前胸部位"及"后背部位"。也即十二个部位，并不难于找寻。同时，这些穴位的分布，在效用方面和十二经穴亦有一定的联系，比如肝门能治急性肝炎，位于小肠经上，腕骨能退黄亦在小肠经上，这是认识到小肠为分水之官，能清利湿热的应用。又如心门与小海相近而治心脏病变；其门、其正、其角在大肠经上能治痔疮；解穴能治气血错乱，与梁丘相近；等等，都足以说明董师对经络及藏象学说有深刻认识，才能创见这么多新穴。

此外董师对神经学说的应用，也有特别的发挥。神经解剖学知识指出，人体各部在大脑皮层上的投射代表区的大小，与该部功能繁简成正比。手是劳动器官，足是运动器官，功能都很复杂，它们在大脑皮层上的投射代表区也就较人体其他部位为大，因此，在大脑皮层上与其联系的神经元数量也就较多，其主要机能就较大，而有利于临床的应用。董氏奇穴大部分布于肘膝以下，就是此一原理的发挥。还有在手上、脚上，拇指、踇指的功能都比其他指的功能复杂，疗效当然更为广泛，这也就是董师何以乐用大敦、隐白、太冲等穴，并在拇指附近研创妇科、制污、止涎、五虎、灵骨等穴的原因。

二、董氏奇穴之命名

董师虽然创建奇穴甚多，但从无一穴以自己姓名命名。他认为医学为救人之利器，为社会之所需，不应私自秘藏而主张公开，编写奇穴之汇，亦无一丝名利之图，其伟大精神令人钦佩。反观时下偶有一见，尚未定论，恐或为别人所据，即迅速冠以某某合谷、某某血海、某某三阴交者，又岂可以道理计？至于那些剽窃别人创见、将穴改名、企图偷天换日之人，则又岂能不觉愧耻？

在董师感召之下，个人多年来虽亦发现数十奇穴，亦不敢冠以维杰某某穴，仍从恩师命名之法，命定穴名。

董氏奇穴之命名有以部位命名者，如正筋、灵骨、正会、肩中、侧三里、四花中、外穴等。有以效用命名者，这一类比例极大，又分以五行命名者，如土水、木穴、水金、木火、木斗、木留等；以藏象命名者如明黄、天黄、肺心、心膝穴等；或径以主治所在直名者，如妇科、脾肿、眼黄、肝门、肠门等。也有以部位与效用结合命名者，如手解、指肾等。还有以穴位之数字命名者，如三重、三江、双河、七星、五岭等。了解了董氏奇穴命名的方法，不但对奇穴的位置易于控制，对于其应用更能掌握。

三、董氏奇穴之针法

董氏奇穴施针手术简便，仅用"正刺""斜刺""浅刺""深刺""皮下刺"与"留针"各种手法即可达到所期望之治效。不采用"弹""摇""捻""摆"等手法，可减轻患者之痛苦，减少晕针的情况，亦不必拘泥于"补""泻"等理论。

由于不拘泥于补泻，董师研究创出另一套平补平泻的特殊针法，即"动气针法"与"倒马针法"。

他认为人体有自然抗能，并有相对平衡点，所以常采用"交经巨刺"，以远处穴位疏导配以动气针法，疗效惊人，尤其对于疼痛性病证，往往能立即止痛。例如三叉神经痛，董师针健侧侧三里、侧下三里两穴，并令患者咬牙或动颚，可立即止痛；坐骨神经痛，针健侧灵骨、大白两穴，并令患者腰腿活动，亦可立即止痛。虽说奇穴有奇用，但是动气针法的功效也是不可忽视的。动气针法不只限于奇穴有效，更适合于十四经穴，不但适用于止痛，用于内科亦有著效。

动气针法具体操作如下：①先决定针刺穴道。②进针后有酸麻胀等感觉时，即为得气现象，然后一面捻针，一面令患者稍微活动患部，病痛便可立即减轻，这表示针穴与患处之气已经相引，达到了疏导及平衡作用，可停止捻针，视情况留针或出针。③如病程较久，可留针稍久，中间必须捻针数次以行气，可令患者再活动患部引气，或不动亦可。④如病在胸腹部，不能活动，可用按摩或深呼吸，使针与患处之气相引，疏导病邪。例如治胸闷胸痛，针内关，然后令患者深呼吸，可立刻舒畅。

动气针法简单实用，在不明虚实症状前亦可使用，但必须能使病痛部位自由活动或易于按摩，因此必须在远隔穴位施针。依个人经验，仅就五输原络、俞募郄会等特定穴位，灵活运用即可，值得推广应用。

倒马针法系董师所创用之一种特殊针法，系利用两针或三针并列之方式，加强疗效的一种特殊针法，奇穴与十四经穴均可利用此针法。此针法亦常与动气针法结合使用，疗效显著。

具体操作是：①先在某一穴位施针（如内关）。②然后取同经邻近穴位再刺一针（如间使或大陵），这样就形成了所谓的倒马针。③在倒马针的基础上可用补泻法，也可用动气针法与之配合，加强疗效。

这种邻近两针同时并列的针法，较之散列多针的效果，来得更好而确实。在内关取穴施针之效果如果等于一分，加取间使穴使成并列之倒马针，则其效果并不只是一分的增加，而可能是效果增加三分或五分。究其原因，可能是有互助合作、一鼓作气的强化作用。

全身有很多地方都可使用倒马针以增强疗效，如内庭、陷谷合用对肠胃病有很大效用，针内关、间使治心脏病有特效，支沟、外关治胁痛、小腿痛、坐骨神经痛，手三里、曲池治头晕、鼻炎、肩臂痛、腰膝痛。其他如合谷、三间倒马针，复溜、太溪倒马针，申脉、金门倒马针等，不胜枚举，可以推广使用。

个人在多年的临床中，根据动气针法的基础研究创出"牵引针法"，其效果之佳，较动气针法有过之而无不及，详细内容可参看拙著之《针灸经纬》。

四、治疗注重五行及藏象学说之应用

董师在治疗方面极为重视五行之调和及藏象学之应用，其穴位以五行及藏象命名者，便有类似相关之治疗效用。例如水金穴有金水相通之意，能治疗肺不肃降、肾不受纳之金水不通病变，诸如咳嗽、气喘、呃逆、腹胀、呕吐、干霍乱等皆有特效。又例如驷马中、上、下三穴能治疗肺病，中医理论肺主气，又主皮毛，因此本穴治疗鼻炎、牛皮癣、青春痘均有特效，对于各类皮肤病效果亦佳。另外通过五行生克，尚能治疗结膜炎（使火不克金），治甲状腺肿（使金能制木）亦有卓效。天黄、明黄、其黄三穴能治疗肝硬化、肝炎，也能治眼

昏、眼痛。通关、通山、通天能治心脏病、风湿性心脏病，也能治膝痛、下肢浮肿。通肾、通胃、通背能治肾炎、全身浮肿、四肢浮肿，也能治口干、喉痛。肾关为补肾要穴，对于肾亏所引起之坐骨神经痛、背痛、头痛、腰酸皆有显效。这些都是根据藏象学说发挥应用的著例。另外依据五行学说及预防思想，这种治法可以运用得更灵活。例如治咳喘，"发则治肺，平时治肾"，在发作期常针水金配合尺泽、三士，平时则针下三皇等，此类治例不胜枚举。

五、治疗重视脾胃学说

董师对于李东垣之脾胃学说有较深的研究，临床治疗中在使用调理脾胃上有很多发明，认为若能使脾胃升降失调功能恢复正常，则许多病便能治愈。其治疗心肺两经之病多从胃经着手，例如常用之驷马上、中、下穴，及通关、通山、通天穴位置，均与胃经有交叠关系（土水穴能治胃病，位于肺经，也是此一原理的反面应用）；其治疗肾病多从脾经论治，认为崇土可以制水，所以通肾、通胃、通背三穴皆在脾经之上。对于脾肾两虚之病认为补肾不如补脾，先宜调后天，其乐用之下三皇（天皇副、人皇、地皇），名曰补肾，实亦皆在脾经路径上，这些都反映了董师的创穴用针是其源有自，深合理论根据的。

六、治疗注重活血化瘀，善用棱针点刺

运用三棱针放血治病，可谓董师之拿手绝活。余从董师学习多年，随侍老师之侧，常见董师应用三棱针治疗，数年本病往往霍然而愈，剧烈疼痛亦可止于顷刻，其效果真是令人难以思议。董师刺络用穴之范围不受古书所限，除一般医师常用之肘窝、膝腘、侧额、舌下、十二井、十宣、耳背等部位，董氏善用爱用并有发明外，至于下臂、下腿、脚踝、脚背、肩峰等，几乎无处不能放血，尤其是腰背部，董师更是以之灵活运用治疗全身病变。

董师对于历代有关活血化瘀文献多所涉猎，对于《内经》中"病久入深，营卫之行涩，经络时疏，故不通""有所堕坠""恶血留内""寒气客则脉不通"等瘀血学说及叶天士"久病入络"之说颇有认识，主张师"宛陈则除之"及"治风先治血，血行风自灭"之法，运用棱针点刺广泛治疗多种病变。例如以委中治坐骨神经痛、腰痛、项强、下肢风湿痛、痔疮；尺泽治胸闷、气喘、五十肩；足三里治胃病、肠胃炎；以太阳穴（相当于额厌穴部位）治偏头痛、头晕、结膜炎；三金穴治膝痛；金林穴治大腿痛；精枝穴治小腿痛；双凤穴治手脚麻；三江穴治妇科病；总枢治小儿高热、呕吐等，所涉范围可谓内、外、妇、儿、伤科全部包括在内。

董师之刺络针法最大特点在于取穴多半远离患处，

正合乎古法正统之"泻络远针"，效果卓著而确实。反观时下点刺放血多取"阿是"或邻近穴位，效果未必突出，与董师相较，益见董师针术之高超。

七、治疗重视节气之配合

时间治疗学（Chronotherapeutics）虽是新近崛起的一门临床科学，但远在两千多年前的中医古籍《内经》中，却早已有较大篇幅论述时间治疗学的要则，并提出了一些因时施治的方法。例如在季节治疗规律方面曾说："冬刺井，春刺荥，夏刺俞，长夏刺经，秋刺合。"又说："肝主春……心主夏……脾主长夏……肺主秋……肾主冬。"董师深悟《内经》之意，在面对全身泛发性疾病时，常在与主旺之脏腑有关经穴施针，春日针三黄，夏季针通关、通山，秋天针驷马，冬天针下三皇等。对于病久体虚病患，又常配合季节针其母经有关穴位，以收补虚之功。临床治疗痹病，极为重视季节与症状之关联性。春日风胜多见行痹，冬日寒胜多见痛痹，夏秋湿令多见着痹，治疗或以肝为主，或以脾肾为主，各以该季当旺之脏为主，再结合其他有关脏腑治疗，收效至为宏速。此外亦常配合《内经》一日四时分刺法治疗多类疾病，例如治疗咳嗽，先针奇穴水金，再按《内经》"朝刺荥，午刺俞，夕刺合，夜刺井"原则，加针鱼际、太渊或尺泽等穴，每次仅取两穴，用针少却效果显著。至于子午流注，董师虽未明言其重要，但却认为于下午 3～5 时（申时）点刺出血，对膀胱经之病变（例如于委中点刺治疗痔疮）可收平时之加倍效果，其实这就是子午流注之纳子法的应用，这就说明了董师对于时间治疗学亦有相当的认识。

八、活用十四经穴

董师由于研究奇穴的突出，以致竟有些人对其在十四经穴上的成就懵然不知，这的确是一件可惜的事。殊不知董师是因为对十四经穴研究的深入与扩大，才有数百奇穴的发明，而董师在十四经穴之应用方面确也有许多发前人所未发之处。例如以髀关治感冒，以伏兔治心悸、心脏病，犊鼻治唇生疮，公孙治腰痛、手麻，三阴交治腰痛、落枕，阴陵泉治前头痛，腕骨治眼病，肩外俞治小腿痛，膏肓棱针点刺治膝痛，承扶治瘰疬，风市治肩痛、胁痛、半身不遂，陷谷治偏头痛、腹泻，风府点刺治呕吐，等等，真是不胜枚举。其着眼点重视辨证论治之掌握，因此临床效果甚佳，而其用功治学之精神尤令门生难忘。犹记得当年随师学习之际，常见董师在临病之余，酷喜于自己之诊室内沉思，偶有一得即召学生入内，告知所思心得，并立刻施术于患者以求验证，总是期望能于最短期限以最少针穴治愈患者。董师此种无时无刻不在为病患设想之仁者风范，确实令人心仰手追，而自叹弗如。

九、结语

学习中医，尤其是学习针灸，能具备深厚的现代医学知识，当然更为有利，但设若脱离中医的理论，亦决不可能产生好的成绩，因此深入了解掌握中医原理将有助于针灸临床的更大发挥。董师的学术成就及临床效果，就是此一事实的明证。

毋庸置疑，30年来，台湾针灸界虽然是百家争鸣，各有发挥，但由于董师景昌的出现，及董氏奇穴的发明风行，才使这些成果显得更为突出。针灸界必须珍惜这份既有成果，也希望各位能以既有的条件，从更广更深的角度来研究董氏奇穴，相信必能做出辉煌的成就与贡献。

再谈董氏奇穴的学术特色（导读二）

——1988 年于美国针灸学会

董氏奇穴是一种疗效高、应用容易的针灸之学。在董师景昌于 1975 年去世后之 16 年间，我曾在国内多所医疗机构及学校讲授董氏奇穴，并应邀赴日本、新加坡、美国多次传授此一济世之学，远自欧洲、南非、中东前来学习者亦不乏人。关于董师之学术思想，个人曾于 1978 年、1981 年两度在台湾三军总医院讲授奇穴时，提及大致有下列几项：①穴位分布有一定的脉络可循；②穴位命名易于了解穴性及实用；③董氏针法不拘补泻，操作简易而疗效更著；④董师之治疗注重五行及藏象学说；⑤董师善于用针刺调理脾胃；⑥董师善用棱针刺血治疗重病；⑦董师注重时间节令与针刺之配合，以提高疗效；⑧董师执常通变，对于十四经穴尤其精通熟稔。

事实上，董氏奇穴仍有许多精彩高深的内涵，这需要使用者自己去深入钻研，长久玩味，方能领悟体会。在拙著《针灸经纬》的许多章节中，可以寻出脉络并得到印证。这里我再次简单地补充几点初谈董氏学术思想未及提出的一些特色如后：

一、针刺重视深浅

针刺的深浅关乎疗效，古书中不乏记载，董氏奇穴中亦经常提及深浅不同的主治有别，例如大间及小间穴之手术部分指出："五分针，正下一分治心脏，二至二点五分为肺分支神经。"地士穴之手术："针深一寸治气喘、感冒、头痛及肾亏。针深一寸五分治心脏病。"地宗穴之手术："针深一寸治轻病，针深二寸治重病。"这些只是列举其一以示全部，可以说董氏奇穴全部穴位，无不贯彻深浅之理。

董师用穴之深浅大致依循下列几项原则：①根据病位：一般病在表、病在肌肤宜浅刺；病在骨、病在脏腑宜深刺。有时治外感表证常在背部大椎、肺俞、膏肓点刺出血即为浅刺之例。同一穴位之深浅主治亦有别，在前述之大小间、地士，均已举例说明，其要旨为治近宜浅，治远宜深。又如最常用之足三里穴，董师常说：针五分一寸治腿部病，针寸半二寸治肠胃病，治心脏病气喘病至少宜二寸以上，头面病则宜二寸半以上，临床应用确有至理。②根据病性：一般热证、虚证宜浅刺；寒证、实证宜深刺；新病宜刺浅，久病宜刺深。董师治疗较轻较短之病，常以手指颜面较浅部位之穴位针刺，对久病重病则以小腿大腿部位较深之穴位为主；热病在较浅穴位（背部）及井穴点刺，寒证久病则在腿部、肘部血管或肌肉较厚部位深刺久留或点刺。③根据四时节令：一般春夏宜刺浅，秋冬宜刺深。董师治疗疾病不只遵循春夏刺浅、秋冬刺深之理，在选穴处治方面亦有不同，充分体现了董师对时间治疗学的认识，此在"董氏奇穴及其学术思想浅探"（以下简称"浅探"）一文之第七项中已有详述，不再多赘。④根据体质：一般肥胖、强壮、肌肉发达者宜刺深；消瘦、虚弱、肌肉脆薄及婴儿宜刺浅，董师亦遵循此原则进针，对体力劳动者进针较脑力劳动者通常稍深。⑤根据穴位：董氏奇穴用穴多以四肢为主，肥厚部分可稍深，其余部分宜稍浅。穴分天地人三部，局部刺浅，再远入中，最远入深。躯干胸背概以棱针点刺为主，头面部穴位多以浅针直刺或卧针平刺为主，临床应用绝无危险，且疗效高。

总之，董师针刺论深浅，虽据病位、病性、体质、节令、穴位而定，但总以穴浅宜浅，穴深宜深；治近宜浅，治远宜深；新病宜浅，病久宜深为要。取穴多在四肢，强调宁失之深，勿失之浅，如蚊蝇之叮咬难期收功。由于深针有透穴作用，加强了经脉间之联系，并扩大了针刺之主治范围，且一针多穴，合乎精简原则，不但减轻进针之疼痛，又能加强刺激量，提高针刺效应，最为董师所乐用，但不论深浅，又必以得气为度。

二、注重留针取效

留针是指进针以后，将针留置于穴位内，以加强持续针感及其作用，从而达到提高疗效的目的。是否需要留针，留针时间长短，必须因人、因病、因时、因穴及视"气"而定。

（一）因人而异　根据体质、年龄不同而决定留针与否及时间长短。体质壮实、肌肉丰满者，受邪较难，得之则邪深，刺宜深宜久留。体质瘦弱、皮薄肉少者及儿童则应浅刺疾出，不宜留针。

（二）因病而异　根据病程、病位、病性而定；久病邪气入深及病邪在阴分、营分，属寒、属虚者（久病虽实则宜棱针点刺出血），宜深针久留；初病邪气表浅或病在阳分卫分，属热属实者，应浅刺而不留针。

（三）因时而异　根据天时季节而定，春夏人之阳气在表，宜浅刺少留或不留；秋冬阳气在里，应深刺而留针。同理，下午、晚上针刺，一般较上午及中午留针稍久。

（四）因穴而异　穴位浅，气浮在外宜浅针不留，穴位深可稍留久，但必须注意由于"热病则顶针，寒病则吸针"，寒病久留为防针体被吸入，必须多留一部分针体在外，以免发生滞针弯针（长时间留针，体位异动有可能发生弯针）。董师针刺多采用舒适之卧位，并在四肢穴位进行留针，绝无弯针，亦不怕吸针，是较安全的针法。

留针时间多久为宜？目前较通行者有两种说法：①据《灵枢·五十营》所言："人经脉上下、左右、前后二十八脉……漏水下百刻以分昼夜。……气行十六丈二尺……一周于身，下水二刻。"指出气血运行一周，需时二刻，一昼一夜为一百刻，而二刻为 0.48 小时，为 28 分钟 40 秒。②据《灵枢·营卫生会》所言："营在脉中，卫在脉外，营周不休，五十而复大会，阴阳相贯，如环无端。"营卫一昼一夜在人体运行50周，以24小时1440分钟计算，即28分钟48秒循环一周。从上述两点看来，留针至少宜超过28分钟48秒，目前为求计算方便，一般留针30分钟是合理而适宜的。

董老师治疗一些寒病痛证多以留针45分钟为准，每隔15分钟捻针1次以行气。有测痛试验指出：针刺合谷可使全身皮肤痛阈有不同程度的升高，40~50分钟达最高点。此正与董师之经验不谋而合，足见董师之留针是有一定道理的。

三、针法讲究对应

《标幽赋》说："交经缪刺，左有病而右畔取；泻络远针，头有病而脚上针。"董师善用上病下治，下病上治，左病针右，右病针左，绝不在局部针刺，其治病常采用对应取穴，效果卓著。

董师常用之对应取穴法有下列八种：

1. 等高对应　即在痛点对侧相等部位施针，左侧病痛可取右侧等高点，右侧病痛也可取左侧等高点，例如左曲池痛可针右曲池。这与物理学说之共振理论，有其相合之处，推广应用治疗内科病也可不采用双侧同穴针刺，而采用单侧或双侧异穴针刺。

2. 手足顺对　将上肢与下肢同向并列，以肘对应膝为中心对应，可有下列对应：即肩对髋、上臂对大腿、肘对膝、下臂对小腿、手对脚。如髋有病可取肩部穴位

（例如肩中穴）施治；膝部有病取曲池或尺泽（《肘后歌》）施治。反之肩部有病也可取髋部穴位施治，肘部有病也可取膝部穴位施治。个人常以小节穴治脚踝痛，即系此一对应之运用。

3. **手足逆对** 将上肢与下肢呈逆向排列，可有如下对应，即：肩与足、上臂与小腿、肘与膝、下臂与大腿、手与髋。如足踝部有病可取肩部穴治疗，大腿有病可取下臂穴位治疗。反之肩部有病可取足部穴施治，下臂有病也可取大腿穴施治。董师常取手上灵骨、后溪等穴治疗坐骨神经痛，个人亦常取支沟、外关治大腿酸痛，均系此一原理之应用。

4. **手躯顺对法** 上肢除与下肢有对应关系外，与躯干亦有对应关系。将上肢自然下垂与躯干呈顺向并列对置，则有如下对应：即上臂与胸（或背）脘，肘与脐（腰），下臂与下腹（腰骶），手与阴部。如腰骶或下腹有病可取下臂穴位治疗，阴部病可取手部穴治疗。反之，下臂病也可取下腹或腰骶部穴位施治。董师以大间等五间穴治疝气即与此一原理有关。

5. **手躯逆对法** 将上肢与躯干呈逆向并列，可有下列对应关系，即手（腕）与头（颈），前臂与胸（背）脘，肘与脐（腰），上臂与下腹（或腰骶），肩与阴部。如胸脘有病可取前臂穴位施治（如用内关或董氏奇穴火串、火陵治心悸、胸闷等），下腹有病可取上臂穴施治。反之前臂及上臂有病，亦可取胸脘及下腹穴位施治。董师以肩部之天宗、云白等穴治妇科阴道病，及目前流行之手针以手指治头部病，都与此一原理有关。

6. 足躯顺对法　下肢除与上肢有对应关系外，与躯干亦有对应关系，将下肢与躯干顺向并列对置，则有如下对应，即大腿与胸（背）脘，膝与脐（腰），小腿与下腹（腰骶），足与阴部。如胸背有病可针大腿，下腹有病可针小腿；反之大腿及小腿有病，亦可在胸腹施治。临床常以大腿部位之驷马治肺、三通治心，个人常以门金治经痛，大敦、隐白治崩漏，以及复溜治腰骶痛，三阴交治下腹病等，其运用皆与此一原理相合。

7. 足躯逆对法　将下肢与躯干呈逆向排列，可有下列对应关系，即足与头、踝与颈项、小腿与胸（背）脘、膝与脐（腰）、大腿与下腹（腰骶）。如胸脘有病可针小腿，下腹有病可针大腿；反之胸脘及下腹亦能治大、小腿病。董师亦以正筋、正宗治颈项不适，个人常以临泣治偏头痛、陷谷治阳明头痛、三重治后头痛，都与此一对应法有关。

8. 头骶对应法　除了手与脚及手脚与躯干的对应外，头面与尾骶亦形成一种对应。例如临床以骶部之长强治癫狂之脑病，以头部之百会治疗脱肛就是常见的例子。董师亦常以通宵穴治头痛，也是此原理之运用。

上述各种取穴，董师经验为以左取右，以右取左为主，此正合乎对取以平衡，远取以疏导之作用，疗效甚高，常有立竿见影之效。

四、穴位互应全体

中医天人合一学说认为每一个局部均与全体相关，每一个局部均能反映全体，也皆能以之治疗全体，因此有掌针、眼针、耳针、足针、头针等多种针法的发明。当然最重要的是体针，体针虽以十四经脉应五脏六腑，但若将手、臂、足、腿每一部分再予区分，每一部分仍能各自治疗全身疾病。这种事实充分反映了人身整体相关。全息论的出现深化了中医学的整体观念，按生物全息论，人体任一肢节都是整体的缩影，都有与整体相应的穴位。例如第二掌骨侧，这里的穴位从指根向掌根歧骨，对应有头、颈、上肢、肺、肝、胃、十二指肠、肾、腰、下腹、腿、足等各部位穴位，第五掌骨侧也有这样的对应。在身体各个节肢及其他较大的相对独立的部分中，都有着与第二掌骨侧相同的穴位分布规律，各节肢的各穴分布都遵循着与第二掌骨侧同一比例：头穴和足穴连线的中点是胃穴，胃穴与头穴连线的中点为肺穴，肺穴与头穴连线分为三等份，从头穴端算起的中间两个分点依次是颈穴和上肢穴。胃穴与足穴的连线分为六等份，从胃穴端算起的中间的五个分点依次是十二指肠穴、肾穴、腰穴、下腹穴和腿穴。上述穴位只是具有代表性的点，其他穴位可以以这些穴位为参考点得出。

董氏奇穴的穴位分布与全息律亦有极相似之处，董师强调任一局部皆能治疗全身疾病。董师虽将全身区分为十二治疗部位，但每一部位均可独立治疗全身疾病，临床施治时，常艺术化地由患者决定针手或脚而治疗患者。同类性质作用的穴位在手及脚皆有分布，例如指五金、手五金、足五金，指驷马、足驷马即是显例。再如一个穴组本身即常蕴有全息意味，例如灵骨、大白并用为董师温阳补气要穴，治病之多，几乎全身无所不包，疗效之高，亦非其他穴位所能比拟。大白位置与三间相符，系大肠经俞穴，灵骨穴在合谷后岔骨前，两穴合用涵盖俞原所经之处，若以全息律而论，大白主上焦，灵骨主下焦，又大白、灵骨皆以深针为主，又深透上、中、下三焦，因此不论纵横，此二针皆涵盖三焦，其效果之大，自是可知。再如五虎穴，自指尖向手掌，依序为五虎一、五虎二、五虎三、五虎四、五虎五。五虎穴董师原治全身骨肿，按此五穴之分布及主治本身即有全息意味，五虎一常用于治疗手指痛、手掌痛及腱鞘炎；五虎三用于治疗脚趾痛；五虎二则用于加强五虎一、三之作用；五虎四用于治疗脚背痛；五虎五用于治疗脚跟痛。再如八八（大腿部位）、七七（小腿部位）之一些主治全身病变的穴组，例如驷马上、中、下之治肺系疾病；天黄、明黄、其黄之治肝系疾病；肾关、人皇、地皇之治肾系疾病。若以位置而论，中间一针为中焦，则其上针为上焦，下针为下焦，因此在治全身病变时，三针不可缺一。

董师的倒马针法常两三针并立，虽说因并立加强了治疗作用，但何尝不是借由全息作用，全体互应的结果。

五、定穴合乎正经

董氏奇穴虽名之为"奇穴"，但董师常说其奇穴为"正经奇穴"，其原著亦称《董氏正经奇针学》，亦即其穴位之分布与十四经有密切关系。若非对十四经穴有极为深刻之认识，断难发现如此多之奇穴。在"浅探"一文中曾提及董师对十四经穴的一些特殊心得，在其原著书后亦附有"董氏对十四经穴主治病证之修订"，可资参考。这里再举几个奇穴中的例子，与各位说明：董师常用肝门穴治肝病。中医认为肝病多湿，小肠为分水之官，小肠之原穴腕骨即为治黄要穴（《通玄指要赋》《玉龙歌》《玉龙赋》），肝门穴位于手臂肠经中央，既合经络，又合全息治中焦肝病之理，其效显著，自无疑义。又如正筋、正宗之治疗颈项病，既合对应（详见七七部位正筋之说明），又与膀胱经有关，治疗颈项病当然有奇效。再如搏球之治背痛；其门、其正、其角之治痔疮；天黄、明黄、其黄之治肝病；下三皇之治泌尿、脾胃、妇科病（包含三阴交穴在内）；人士、地士、天士及曲陵穴等之治气喘感冒与肺经有关；门金之治肠胃病变与胃经有关；等等，真是不胜枚举。这些皆足以说明董氏奇穴是以十二正经为基础发展起来的，而又兼顾对应全息，因此效果更为突出。

六、小结

董师之针灸医术，浩如烟海，深若渊壑，并不只前述"浅探"一文之八项，及本文所述之五项，其他如精通掌诊、重视辨证论治，往往治疗不同病患，所针部位相同，而收效良好；取穴灵活机动，虽有定穴并无定点，常就病变反应取穴；用针精要，反对一病多针，要求一穴多病，临床从不超过六针，用针常在两三针内，然每能针之所至，立起沉疴，令人叹服。总之，董师景昌幼承祖学，专攻针灸，医术精湛，超迈前贤。个人得以入其门下，并承厚爱，尽授绝学，无限感念，仅就所学所知，举其荦荦大者于前，虽不能概括董师学术精华之十一，但已足见董师学术之博大微奥，堪称当代针圣而无愧。

近几十年来，中国针灸迅速传遍世界，美国针灸界近几年亦有长足的进步，但董氏奇穴这块瑰宝，仍有待各位去发掘琢磨，扩大流传，使其为世人健康做出更大的贡献。

目　　录

第一篇 经穴学

绪　　论

董氏奇穴为董师景昌绍衍祖学，研究发展，自成一派之一家之学，其效果与境界较之"十四经穴"有过之而无不及，若能与"十四经穴"相辅为用，当更能发挥针灸疗效，使针灸医术发扬光大。

《董氏针灸正经奇穴学》计设 740 穴，分布于手、臂、足、腿、耳及头面等处，区分为十个部位，即：

1. 手指部称"一一部位"；

2. 手掌部称"二二部位"；

3. 前臂部称"三三部位"；

4. 后臂部称"四四部位"；

5. 脚底部称"五五部位"；

6. 足掌部称"六六部位"；

7. 小腿部称"七七部位"；

8. 大腿部称"八八部位"；

9. 耳朵部称"九九部位"；

10. 头面部称"十十部位"。

除以上十个部位外，尚有"前胸部位"及"后背部位"，此胸背两部多以三棱针刺之，其他部位无须毫针深扎。

董氏奇穴虽有部分与"十四经穴"位置相同，然用法与治效完全不同。董师有独特创见者，概从董氏命名，并加以对比说明，以资区辨。

至于其他"解剖、主治、取穴、手术、应用、注意"等，亦就原文照录，再分项说明。"解剖"部分与实际之神经解剖颇有出入，原书之意义系指该穴作用之部位及脏腑而言，本文不做删补，读者可就该穴所在位置之解剖自行参考。其他"手术、主治、取穴、应用"等有必要特别补充者，均详加叙述，无特殊作用或应用机会较少者，则暂且从简。

董氏针法与一般所传之针法相较，计有下列多项优点。

1. 在四肢、耳朵及头面部位取穴用针，足可治疗全身诸病，如必须刺胸腹及腰背部时，亦仅以三棱针浅刺即可，危险性少。

2. 施针手术简便，仅用"正刺""斜刺""浅刺""深刺""皮下刺"与"上转""下转""留针"各种手法即可达到所期望之治效。不采取"弹""摇""捻""摆"等手法，可减轻患者之痛苦，减少"晕针"的情况，亦不必拘泥于"补""泻"等理论。

3. 董氏针术乃循"正经"之"奇穴"刺之，如诊断正确，认穴准确，手法精确，则奏效神速，立除沉疴，其治效之宏，非一般所传之针术可比拟。

董氏奇穴虽不拘泥于补泻，然若能辅以董师所创之动气用倒马针法，则功效益宏。（参阅拙著《针灸经纬》）

※1991年按：本书之全修版，每一穴位均按穴位所在补入实际之神经、肌肉、血管、解剖。原文之解剖，原系指作用而言，以括号区分，附于解剖之后，仍旧保留，以供参考。

第一章

一一部位（手指部）

"一一部位"即手指部位，不论阴掌及阳掌皆属之，《董氏正经奇穴学》原载 27 个穴道，其中有些穴道，又由好几个穴位组成，因此总计有 52 个穴点之多，这些穴道与大陆所传"二十八手针点"之位置与功效均不相同，董师能在手指上研究发现这些穴道确属不易。

这些穴道，均有其独特疗效，唯仅在手指部位即有半百穴道（加上董师常用、原书未载、个人加以补充者，当属更多），着实令一般人及初学者不易寻找正确穴位。其实手指部位之穴道，分布颇有规律，以下爰就几点找穴方法加以说明，以便寻找应用。

一、阴掌五线 阴掌指三阴所经之掌心而言，靠大指侧称为"外侧"，靠小指侧称为"内侧"，以下不论阴阳掌皆如此称之。试以中央线为 C 线，外侧（近大指侧）黑白肉际为 A 线，A 与 C 之中央线为 B 线，内侧（近小指侧）黑白肉际，为 E 线，E 与 C 中央线为 D 线，了解此五线之分布位置，对于寻找阴掌手指部位之穴

位，关系甚为重要。（图1-1）

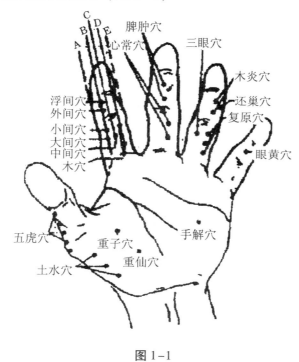

图1-1

二、**阳掌三线** 手指阳掌部位之奇穴分布较阴掌简单，仅呈三线分列，即外侧（近小指之骨侧，简称小侧）、内侧（近大指之掌侧，简称大侧）及中央，内外两侧均贴靠骨缘下针，中央则刺以皮下针。（图1-2）

三、**四面分点** 依穴道之位置，不论阴阳掌，其分布不外下列四项。

1. **一穴（二分点法）** 在两指纹间仅有一穴者，

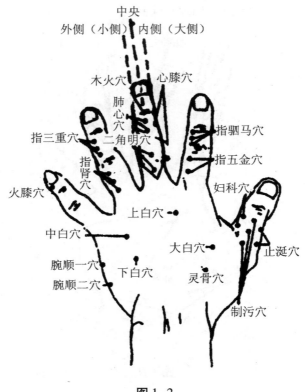

图 1-2

概以中点（即 1/2 处）取穴。如中间穴。

2. 二穴（三分点法）　两指纹间若有二穴，则以两指节间距离之 1/3 处各取一穴。如木穴。

3. 三穴（四分点法）　两指节间若有三穴，则先就两指纹之中点取穴，再以此中点穴距两边之中点各取一穴。（整体而言即两指间之四分之一处各取一穴）

4. 五穴（六分点法） 连续五穴之穴位不多，仅有"五虎穴"，然"五虎穴"应用之机会甚多，取穴法很重要。取穴时先取两指纹之中点为五虎三穴，次就五虎三穴距上下纹各 1/3 处取一穴，计五穴。（整体而言，即于两纹间划分 6 等份，每隔六分之一各取一穴）

以上为手指部位寻穴规律，是寻找一一部位穴道之主要原则，若能熟记上项原则，那么寻找手指部位的穴道，非但不会困难，而且是极为容易的。

【大间穴】

部位：食指第一节正中央偏向大指外开三分。

解剖：（肌肉）有屈指深、浅肌腱。（血管）在食指桡侧指掌关节前方，有来自桡动脉的指背及掌侧动、静脉。（神经）布有桡神经的指背侧固有神经，桡神经的指掌侧固有神经。

（桡骨神经之皮下、心脏及六腑分支神经——此为董氏奇穴原述之解剖，与现代解剖略有出入，主要系指其作用而言。仍保留于一般解剖之后，用括号区别，作为参考）

主治：心脏病、膝盖痛、小肠气、疝气（尤具特效）、眼角痛、睾丸坠痛。

取穴：平卧，手心向上，取食指第一节中央偏向大指三分是穴。

手术：针一至二分治心脏病变，针二至三分治小肠病、疝气及膝痛。左病取右、右病取左。

（原注：不宜双手取穴）

说明：见小间穴说明。

【小间穴】

部位：食指第一节外上方，距大间穴高二分。

解剖：（肌肉）有屈指深浅肌腱。（血管）在食指桡侧指掌关节前方，有来自桡动脉的指背及掌侧动、静脉。（神经）布有桡神经的指背侧固有神经，桡神经的指掌侧固有神经。

（桡骨神经之皮下支、肺分支神经、心脏及六腑分支神经）

主治：支气管炎、吐黄痰、胸部发闷、心跳、膝盖痛、小肠气、疝气、眼角痛、肠炎。

取穴：平卧，手心向上，取食指第一节外上方，距大间穴上二分是穴。

手术：五分针，针一至二分治心肺病变，针二至二点五分治小肠气、疝气、膝痛。

（原注：不宜双手取穴）

说明：大间、小间两穴皆位于阴掌食指第一节B线上，取穴采用三分点法，即以两指节距离之1、3处各取一穴，在上者（靠指尖者）为小间，在下者（靠掌者）为大间。

【浮间穴】

部位：食指第二节中央外开二分。

解剖：（肌肉）有屈指深、浅肌腱。（血管）在食指桡侧指掌关节前方，有来自桡动脉指背及掌侧动、静脉。（神经）布有桡神经的指背侧固有神经，桡神经的指掌侧固有神经。

（桡骨神经之皮下支、心脏及六腑分支神经）

主治：疝气、尿道炎、小肠气、牙痛、胃痛。

取穴：食指第二节正中央线外开二分，距第三节横纹三分三处是穴。

手术：五分针，针二至二点五分。

（原注：禁忌双手同时取穴）

说明：见外间穴说明。

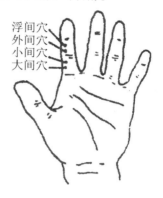

浮间穴
外间穴
小间穴
大间穴

图 1-3

【外间穴】

部位：食指第二节正中线外开二分，距第三节横纹六分六。

解剖：（肌肉）有屈指深、浅肌腱。（血管）在食指桡侧指掌关节前方，有来自桡动脉的指背及掌侧动、静脉。（神经）布有桡神经的指侧固有神经，桡神经的指掌侧固有神经。

（桡骨神经之皮下支、心脏及六腑分支神经）

主治：疝气、尿道炎、小肠气、牙痛、胃痛。

取穴：当食指第二节正中央线外开二分，距第三节横纹六分六是穴。

手术：五分针，针二至二点五分。

（原注：禁忌双手同时取穴）

说明：浮间、外间两穴均在阴掌（掌心）食指第二节之Ｂ线上，取穴采用三分点法，下穴为外间，上穴为浮间。

【中间穴】

部位：食指第一节正中央。

解剖：（肌肉）有屈指深、浅肌腱。（血管）在食指桡侧指掌关节前方，有来自桡动脉的指背及掌侧动、静脉。（神经）布有桡神经的指背侧固有神经，桡神经的指掌侧固有神经。

（桡骨神经之皮下支、肺分支神经、心脏及六腑神经）

主治：心悸、胸部发闷、膝盖痛、头晕、眼昏、疝气。

取穴：当食指第一节正中央是穴。

手术：五分针，针深一至二分治心、胸、头、眼病，针二分半治疝气及膝痛。

（原注：禁忌双手同时取穴）

运用：治疝气成方——外间、大间、小间、中间四穴同时用针，为主治疝气之特效针。

说明及发挥：※上述之大间、小间、外间、浮间、中间等穴均忌双手取穴。一般而言，单手取穴，以男左女右为准则。

※上述诸穴为治疝之特效穴。若能配合三棱针在内踝及内踝周围点刺放血，效果更佳。

※依据董氏针法之"手躯顺对法"，董氏以五个"间"穴治疗疝气，具有一定的道理。此五穴均在食指上，与大肠经有关，依据"肝与大肠通"之理论，治疗疝气当然有效。

※董师极为注重心与膝之关系，凡能治心脏病变之穴位，亦常用于治膝部疼痛。

【木穴】

部位：在掌面指食之内侧。计有二穴点。

解剖：（血管）指掌侧固有动、静脉形成之血管网。（神经）正中神经之分支指掌侧固有神经。（肌肉）屈指浅肌及屈指深肌肌腱、蚓状肌骨间肌。

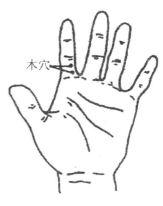

图 1-4

（正中神经、指掌侧固有神经、肝神经）

主治：肝火旺、脾气躁。

取穴：当掌面食指之内侧，距中央线二分之直线上，上穴距第二节横纹三分三，下穴距第二节横纹六分六，共二穴。

手术：针深二至三分。

说明及发挥：※木穴位于阴掌食指第一节 D 线上，

计有二穴，取穴采用三分点法，临床多半只取一穴，一般而言，以下穴为准。

※本穴为掌面常用穴道之一，对于眼睛发干、眼易流泪、手汗、感冒、手皮发硬等皆有疗效。

※本穴治疗手掌皲裂、手皮肤病尤具特效。本人以此治愈数十例富贵手，平均三至四次即愈。

※本穴治疗鼻涕多，不论清涕浓涕皆有效，尤其是感冒流涕，可止于顷刻。

※本穴治手皮肤病及手掌皲裂，以患侧为主。治其他各病以对侧为主。

※本穴对外感风邪所致之皮肤瘙痒亦有显著疗效。

※本穴具有清利头目、开窍疏肝的作用，位在食指上，亦系通过"肝与大肠通"之关系治疗多种疾病。其治鼻病，一系经络作用，一则与疏肝亦有关。

※本人曾治一严重手足干燥翻裂出血之妇人，其在数家大医院治疗三月无效，手不能触物，足不能着地，经其子背负而来，仅在尺泽及委中三棱针点刺，两次即皮肤收口而愈，见者无不称叹刺血之妙。

【脾肿穴】

部位：在掌面中指第二节中央线上。

解剖：（血管）有指掌侧固有动、静脉所形成的动、静脉网。（神经）为正中神经之指掌侧固有神经分布处。（脾神经）

主治：脾肿大、脾炎、脾硬化。

取穴：当掌面中指第二节中央线上，距第三节横纹三分三一穴，六分六一穴，共二穴。

手术：针深一至二分。

说明及发挥：※脾肿穴位于阴掌中指第二节 C 线上，计有二穴，取穴采用三分点法。

※本穴治脾肿大虽有效，但不若上三黄、三重、木斗、木留等穴。

【心常穴】

部位：在掌面中指第一节之中线外开二分处。

解剖：（血管）有指掌侧固有动、静脉所形成的动、静脉网。（神经）为正中神经之指掌侧固有神经分布处。

（正中神经、心脏神经、指掌侧固有神经）

主治：心悸、心脏病、风湿性心脏病。

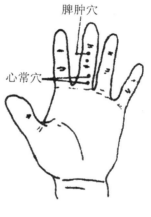

图 1-5

取穴：当掌面中指第一节之中线向小指侧外开二分，距第二节横纹三分三一穴，六分六一穴，共二穴。

手术：针深一至二分。

说明及发挥：※心掌穴位于阴掌中指第一节 D 线上，计有二穴，取穴采用三分点法。

※本穴顾名思义，有治疗心悸及心律不齐之功。

※对于心脏扩大可在背部心脏附近穴位，如三金等穴点刺出血后再针刺，有良效。

【三眼穴】

部位：在掌面无名指之内侧。

解剖：（血管）指掌侧固有动、静脉形成之血管网。（神经）正中神经之分支指掌侧固有神经。（肌肉）屈指浅肌及屈指深肌肌腱、蚓状肌骨间肌。

（正中神经、指掌侧固有神经）

主治：功同足三里穴。

取穴：当掌面无名指中央线之内开二分，距第二节横纹二分处是穴。

手术：针深二至三分。

说明：三眼穴位于阴掌无名指 B 线上，此穴仅一穴，但不采用二分点取穴，该穴位于无名指第一节 B 线上 1/3 处。

【复原穴】

部位：在掌面无名指之中线外开二分处。

解剖：（血管）有指掌侧固有动、静脉所形成之血管网。（神经）尺神经之分支指掌侧固有神经。（肌肉）屈指浅肌及屈指深肌、蚓状肌、骨间肌之肌腱。

（尺神经、肝神经、指掌侧固有神经）

主治：消骨头胀大。

取穴：当掌面无名指之中央线外开二分直线之中点

一穴，其上三分一穴，其下三分一穴，共三穴。

手术：针深二至三分。

说明：复原穴位于阴掌无名指第一节 D 线上，计有三穴，采四分点法取穴。

【木炎穴】

部位：在掌面无名指第二节中央外开二分处。

解剖：（血管）有指掌侧固有动、静脉所形成之血管网。（神经）尺神经之分支指掌侧固有神经。（肌肉）屈指浅肌及屈指深肌、蚓状肌、骨间肌之肌腱。

（尺神经、肝神经、指掌侧固有神经）

主治：肝炎、肝大、肝硬化。

取穴：在掌面无名指第二节中央线外开二分，距第三节横纹三分三一穴，六分六一穴，共二穴。

手术：针深二至三分

说明及发挥：※木炎穴位于阴掌无名指第二节 D 线

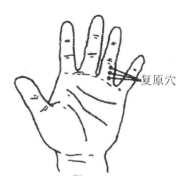

图 1-6

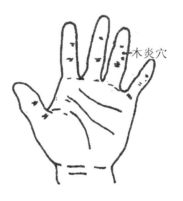

图 1-7

上，计二穴，取穴采三分点法。

※本穴名为木炎，顾名思义能治肝火旺之病，如口苦、易怒、烦躁之病。

【还巢穴】

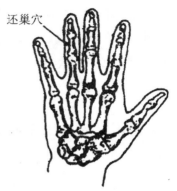

部位：在无名指中节外侧（靠近小指之侧）正中央。

解剖：（血管）在无名指尺侧，平爪甲根切迹，有指掌侧固有动脉形成的动脉网。（神经）布有来自尺神经的指掌侧固有神经。

图 1-8

（肝副神经、肾副神经）

主治：子宫痛、子宫瘤、子宫炎、月经不调、赤白带下、输卵管不通、子宫不正、小便过多、阴门发肿。

取穴：当无名指外侧正中央点是穴。

手术：五分针，针二至三分。

（原注：禁忌双手同时取穴）

说明及发挥：※还巢穴位于阴掌无名指第二节 E 线上，仅一穴，取穴采用二分点法，即无名指第二节靠近小指之侧黑白肉际中点。

※本穴配妇科穴，左右交替（即针左妇科配右还巢，针右妇科则配左还巢，治不孕症有极佳疗效）。

※本穴位于无名指，与三焦经有关；透过理三焦、

疏肝胆之作用，治疗妇科病变颇有效验。

【眼黄穴】

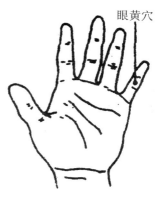

眼黄穴

图 1-9

部位：在掌面小指第二节之中央点。

解剖：（血管）在无名指尺侧，平爪甲根切迹，有指掌侧固有动脉形成的动脉网。（神经）布有来自尺神经的指掌侧固有神经。

（尺神经、胆神经）

主治：眼发黄。

取穴：当掌面小指第二节之中央点是穴。

手术：五分针，针一至二分。

说明：眼黄穴位于阴掌小指第二节 C 线中央点上。

【火膝穴】

部位：在小指甲外侧角后二分。

解剖：（血管）在小指尺侧爪甲根切迹，有指掌侧及背侧固有动脉和指背动脉形成的动脉网。（神经）布有来自尺神经的指掌侧固有神经及指背侧固有神经。

（尺神经、心脏神经）

主治：膝盖痛、关节炎、风湿性心脏病。

取穴：当小指甲外侧角之后二分处是穴。

手术：五分针，针一至二分。

说明及发挥：※火膝穴在小肠经上，即少泽穴后一分。

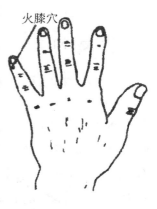

火膝穴

※本穴董师用治痰迷心窍之精神病有效（生气所致）。

※本穴治肩臂不举、手太阳经疼痛者有殊效。

※本穴在小肠井穴附近，亦具开窍作用，心与小肠相表里，奇经之督脉与小肠亦相关，因此，本穴治疗神志病作用极好。（治疗生气所致之疼痛亦有效）

图 1-10

※本穴治疗变形性膝关节炎亦极有效。

【指肾穴】

部位：在无名指指背第一节之外侧。

解剖：（血管）在无名指尺侧，平爪甲根切迹，有指掌侧及背侧固有动脉形成的动脉网。（神经）布有来自桡神经及尺神经的指背侧固有神经。

（尺神经、肝副神经、肾副神经）

主治：口干、肾亏、心脏衰弱、背痛。

取穴：当无名指第一节中央线外开二分之中点一穴，其上三分一穴，其下三分一穴，共三穴。

手术：五分针，针一至二分。

运用：治背痛宜三针同下。

说明及发挥：※指肾穴位于阳掌无名指第一节小

侧，计有三穴，取穴采用四分点法。

※本穴董师常用来治疗背阔肌（膏肓穴附近）疼痛。

※本穴与大腿部位之通肾穴相同，唯效果略小。

【指三重穴】

部位：在无名指中节之外侧。

解剖：（血管）在无名指尺侧，平爪甲根切迹，有指掌侧及背侧固有动脉形成的动脉网。（神经）布有来自桡神经及尺神经的指背侧固有神经。

（尺神经、肝副神经、肾副神经）

主治：中风、面神经麻痹、乳肿大、肌肉萎缩。

取穴：当无名指中节中央线外开二分之中点一穴，其上三分一穴，其下三分一穴，共三穴。

手术：五分针，针一至二分。

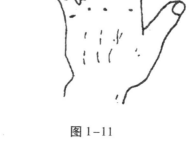

图 1-11

说明及发挥：※指三重穴位于阳掌无名指第二节小侧，计有三穴，取穴采用四分点法。

※本穴功同小腿部位之三重穴，效果稍逊。

※本穴治偏头痛有显效。

【胆穴】

部位：在中指第一节两侧中点。

解剖：（血管）指掌侧及背侧固有动脉形成之血管网。（神经）桡神经与正中神经之分支指背侧固有神经。（肌肉）蚓状肌、骨间肌。

（桡尺神经皮下支、胆神经）

主治：心惊、小儿夜哭。

取穴：当中指第一节两侧之中点，共二穴。

手术：五分针，针一至二分。

说明及发挥：※胆穴位于阳掌中指第一节大侧、小侧中点各一穴，取穴仍采用二分点法。

※胆穴除治疗小儿夜哭、心惊外，用毫针治疗膝痛亦有特效。

※本穴位于中指心经上，治膝痛极效。透过心与胆通，尚能治胆虚之小儿夜哭及心惊。

【二角明穴】

部位：在中指背第一节中央线上。

解剖：（血管）指掌侧及背侧固有动脉形成之血管网。（肌肉）伸指总肌。（神经）桡、正中神经之背侧固有神经。

（桡尺交叉神经、肾神经）

主治：闪腰岔气、肾痛、眉棱骨痛、鼻骨痛。

取穴：当中指背第一节中央线，距第二节横纹三分三一穴，六分六一穴，共二穴。

手术：五分针，皮下针向外（小指方向）横刺二分。

说明及发挥：※二角明位于阳掌中指第一节中央线上，计有二穴，取穴采用三分点法。

※本穴治疗腰痛、闪腰岔气、眉棱骨痛、鼻骨痛（含前额痛）效果显著，针刺时向外沿皮刺。

【心膝穴】

部位：在中指背第二节中央两侧。

解剖：（血管）指掌侧及背侧固有动脉形成之血管网。（神经）桡神经与正中神经之分支指背侧固有神经。（肌肉）蚓状肌、骨间肌。

（正中神经、心脏分支神经）

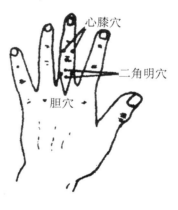

图 1–12

主治：膝盖痛、肩胛痛。

取穴：当中指背第二节两侧之中央点，共二穴。

手术：五分针，针一至二分。

说明及发挥：※心膝穴位于阳掌中指第二节大侧、小侧之中央各一穴，取穴采用二分点法。

※本穴位于中指上，治脊柱痛亦有效，治膝无力及变形性膝关节炎疗效极佳。

【肺心穴】

部位：在中指背第二节中央线上。

解剖：（血管）指掌侧及背侧固有动脉形成之血管网。（肌肉）伸指总肌。（神经）桡、正中神经之背侧固有神经。

（正中神经、心脏及肺分支神经）

主治：脊椎骨疼痛、脖颈痛、小腿胀痛。

取穴：当中指背第二节中央线，距上下横纹三分三各一穴，共二穴。

手术：皮下针向外（小指方向）横刺。

说明及发挥：※肺心穴位于中指背第二节中央线上，计二穴，取穴采三分点法。

※本穴治脊椎痛，尤其是治腰椎及尾椎痛，疗效颇佳。

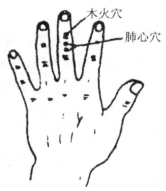

图1-13

【木火穴】

部位：在中指背第三节横纹中央。

解剖：（血管）指掌侧及背侧固有动脉形成之血管网。（肌肉）伸指总肌。（神经）桡、正中神经之背侧固有神经。

（正中神经、心脏及肝分支神经）

主治：半身不遂。（此穴曾用于治疗高棉国总统朗诺元帅半身不遂，奇效）

取穴：当中指背第三节横纹中央点是穴。

手术：皮下针间向（小指方向）横刺。

注意：※第一次限用5分钟，5日后限用3分钟，又5日后限用1分钟。时间及次数均不可多用。

说明及发挥：※本穴接近中冲穴，有强心活血作用，治疗卒中后遗症，对其他各针有加强作用。单用治卒中后下肢无力颇有效，尚能治膝内侧痛及小腿肚酸痛。

【指五金、指千金穴】

部位：食指背第一节中央外开二分直线上。

解剖：（血管）指掌侧及背侧固有动脉形成之血管网。（神经）桡神经与正中神经之分支指背侧固有神经。（肌肉）蚓状肌、骨间肌。

（桡神经、肺分支神经）

主治：肠炎、腹痛、鱼刺鲠喉。

取穴：当食指背第一节中央线外开二分直线上，距第二节横纹三分三为指五金穴，六分六为指千金穴。

手术：贴骨旁下针，针深二至三分。

说明及发挥：※指五金、指千金位于食指背第一节小侧，计二穴，取穴采用三分点法，下穴为指五金，上穴为指千金。

※凡名五金、千金者，皆能治肠、腹、喉病，唯手足之五金、千金效皆大于指之五金、千金。

【指驷马穴】

部位：食指背第二节外侧，中央线外开二分直线上。

解剖：（血管）指掌侧及背侧固有动脉形成之血管网。（神经）桡神经与正中神经之分支指背侧固有神经。（肌肉）蚓状肌、骨间肌。

（桡神经、正中神经、肺分支神经）

主治：肋膜炎、肋膜痛、皮肤病、脸面黑斑、鼻炎、耳鸣、耳炎。

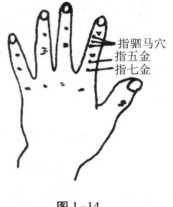

图 1-14

取穴：当食指背第二节中线外开二分之中点一穴，其上三分一穴，其下三分一穴，共三穴。

手术：贴骨旁下针，针深二至三分。

说明及发挥：※指驷马位于食指背第二节小侧，计三穴，取穴采用四分点法。

※本穴配木穴治疗掌指之皮肤病有特效。

※本穴治肩痛效果甚佳。

※本穴亦有退乳回奶之功效。

【妇科穴】

部位：在大指第一节之外侧。

解剖：（血管）指掌侧及背侧固有动脉形成之血管网。（神经）桡神经与正中神经之分支指背侧固有神经。（肌肉）蚓状肌、骨间肌。

（桡神经、正中神经、子宫神经）

主治：子宫炎、子宫痛（急、慢性均可）、子宫肌瘤、小腹胀、妇人久年不孕、月经不调、经痛、月经过多或过少。

取穴：当大指背第一节之中央线外开三分，距前横纹三分之一处一穴，距该横纹三分之二处一穴，共二穴。

手术：贴于骨旁下针，针深二至三分，一次两针齐下，谓之倒马针。

说明及发挥：※妇科穴位于大指背第一节小侧，计二穴，取穴采用三分点法。

※本穴能调治子宫位置不正之屈倾。

※本穴为妇科常用穴，疗效显著。配内庭治痛经极有效。配还巢穴，治疗不孕症疗效极佳。余以此组配穴治疗不孕症之夫妻已不下百对之多。

【制污穴】

部位：在大指背第一节中央线上。

解剖：（血管）指掌侧及背侧固有动脉形成之血管

网。（肌肉）伸指总肌。（神经）桡、正中神经之背侧固有神经。

（桡神经浅支）

主治：久年恶疮、恶瘤手术后刀口流水不止，不收口。

取穴：当大指背第一节中央线上。

手术：以三棱针刺出黑血，当时见效。

说明及发挥：※制污穴位于大指背中央线上，计三穴，取穴采用四分点法。

※本穴治疗一切疮疡、刀伤、烫伤或手术后伤口溃疡出水，久不收口，点刺出血，极有效验。余曾治一厨师，不慎切伤食指，历数月而不收口，仅以患侧制污穴点二次即见痊愈。

【止涎穴】

部位：大指第一节之桡侧。

解剖：（血管）指掌侧及背侧固有动脉形成之血管网。（神经）桡神经与正中神经之分支指背侧固有神经。（肌肉）蚓状肌、骨间肌。

（桡神经、指掌侧固有神经）

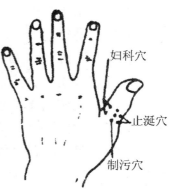

图 1-15

妇科穴

止涎穴

制污穴

主治：小孩流口水。

取穴：当大指背第一节之内侧（中央线内开二分），距前横纹三分之一处一穴，又距该横纹三分之二处一穴，共二穴。

手术：贴于骨旁下针，针深一至二分。

说明及发挥：※止涎穴位于大指背第一节内侧，计二穴，取穴采三分点法。

※本穴治小儿流口水有效，治大人则以水金或水通疗效更佳。盖小儿之流涎多热，大人之流涎多寒。

【五虎穴】

部位：在大指掌面第一节之桡侧。

解剖：（血管）指掌侧及背侧固有动脉形成之血管网。（神经）桡神经与正中神经之分支指背侧固有神经。（肌肉）蚓状肌、骨间肌。

（桡神经浅支、正中神经、指掌侧固有神经、脾神经）

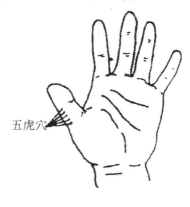

图 1-16

主治：治全身骨痛。

取穴：当大指掌面第一节之外侧，每二分一穴，共五穴。

手术：于大指桡侧赤白肉际下针，每穴可下针二至四分，依治疗远近而定。

说明及发挥：※五虎穴位于阴掌大指第二节Ａ线上，计五穴，取穴采用六分点法，已如本节前言所述，自上而下，即自指尖向手掌顺数，依序为五虎一、五虎二、五虎三、五虎四、五虎五。

※五虎穴应用广泛，对于脚跟痛、脚痛、手痛效果显著。

※五虎一治手指酸痛、腱鞘炎，五虎三治足趾酸痛，五虎四治脚踝、脚背酸痛，五虎五治脚跟酸痛，皆极有效。五虎二则作为五虎一或五虎三之倒马针。五虎三尚可治头痛。

※本人以此穴组治愈篮球、体操、网球国手多人，有些病例病已多时，仅针一两次即愈。

第二章

二二部位（手掌部）

【重子穴】

部位：虎口下约一寸，即大指掌骨与食指掌骨之间。

解剖：（血管）指腹侧及背侧动、静脉血管网。（肌肉）对掌拇肌、屈拇短肌肌腹之间，外展拇指腹内。（神经）正中神经及桡神经之表浅支。正中神经之末梢支。

（有桡骨神经之分布与桡骨动脉、肺分支神经）

主治：背痛、肺炎（有特效）、感冒、咳嗽、气喘（小孩最有效）。

取穴：手心向上，在大指掌骨与食指掌骨之间，虎口下约一寸处是穴。

【重仙穴】

部位：在大指掌骨与食指掌骨夹缝间，离虎口两寸，与手背灵骨穴正对相通。

解剖：（血管）指腹侧及背侧动、静脉血管网。（肌肉）对掌拇肌、屈拇短肌肌腹之间，外展拇指腹内。（神经）正中及桡神经之表浅支。正中神经之末梢支。

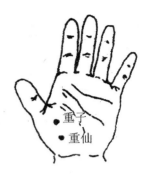

（有桡骨神经之分布及桡骨动脉、肺分支神经、心细分支神经）

图 2-1

主治：背痛、肺炎、发热、心跳、膝盖痛。

取穴：当大指骨与食指骨之间，距虎口两寸处是穴。

手术：一寸半针，针深一寸，一般针一针（重子）即可，二针齐针成倒马针，效果更佳。

说明及发挥：※五指并拢，阴掌食指之中央线（即图1-1之C线）之延长线，与大拇指本节高骨作一直线之交叉点，即重子穴，自重子穴与掌缘平行斜下一寸即重仙穴。两穴单用均治背痛（对膝痛效果亦佳），并用效果更为速捷，尤其治疗膏肓穴部位之疼痛，效果更是较一般穴位高出许多。

※重子、重仙两穴同时下针，为治背痛之特效针。治疗肩痛亦极有效，治疗颈痛亦有效。

※余二十年来以此穴治疗落枕患者不下百例，均有立竿见影之效，配承浆穴效果更佳。

※本穴治疗书写痉挛症亦极有效，余曾治市府某局

主任秘书，因喝酒后手指拘挛不伸，针对侧重子、重仙立即见效。如病久者，可在患侧尺泽泻针加强，效果更佳。本穴也可治疗半身不遂。

※本穴接近肺经鱼际穴，对肺炎、支气管炎、支气管哮喘、痰稠不易咯出，针之有效。

※本穴治疗子宫瘤、卵巢炎亦有效。

【上白穴】

部位：在手背面，食指与中指岔骨之间，距指骨与掌骨接合处下五分。

解剖：（肌肉）伸指肌、骨间肌、蚓状肌。（血管）桡、尺动静脉之表皮分支形成之血管网。（神经）桡骨神经、正中神经之末梢支。

（肺与心细分支神经交错）

主治：眼角发红、坐骨神经痛、胸下（心侧）痛。

取穴：手背向上，距指骨与掌骨接合处下五分，食指骨与中指骨之间是穴。

手术：一寸针，针深三至五分。

说明及发挥：※本穴治腰连背痛有效。

※本穴治眼角发红，配耳背刺血效更佳。配三黄穴可治眼痒，颇效。

※本穴治手腕桡侧扭伤有效。（针患侧）治疗颈痛（双侧并针）亦有效。尚可治脚无力（针健侧）。

【大白穴】

部位：在手背面，大指与食指岔骨间陷中，即第一掌骨与第二掌骨中间之凹处。

解剖：（肌肉）在食指桡侧，第二掌骨小头后方，有第一骨间背侧肌、内收拇肌。（血管）有手背静脉网、指掌侧固有动脉。（神经）布有桡侧神经浅支。

（此处为第一手背侧骨间筋，有桡骨动脉、桡骨神经、肺支神经）

主治：小儿气喘、高热（特效）、坐骨神经痛。

取穴：拳手取穴（拇指弯曲抵食指第一节握拳），当虎口底外开五分处取之。

手术：用一寸半针，针五至一寸深，治坐骨神经痛；用三棱针治小儿气喘、高热及急性肺炎（特效）。

注意：孕妇禁针。

说明及发挥：※大白穴即大肠经三间穴，很少单独应用，除用三棱针治疗小儿气喘、高热及急性肺炎外，大多为灵骨之倒马针，两穴配合应用效果极佳。

※三棱针点刺大白穴附近之青筋（血管），点刺出血即可。

【灵骨穴】

部位：在手背拇指与食指岔骨间，第一掌骨与第二掌骨接合处，与重仙穴相通。

解剖：（肌肉）在第一掌骨和第二掌骨之间，第一

骨间背侧肌中，深层有内收
拇肌横头。（血管）有手背
静脉网，为头静脉的起部，
穴位近侧正当桡动脉从手背
穿向手掌之处。（神经）布
有桡神经浅支的手背侧神
经，深部有正中神经的指掌
侧固有神经。

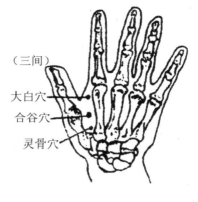

（三间）
大白穴
合谷穴
灵骨穴

图 2-2

（第一手背侧骨间筋，
有桡骨动脉、桡骨神经、肺
支神经）

主治：坐骨神经痛、腰痛、脚痛、面神经麻痹、半
身不遂、骨骼胀大、妇女经脉不调、经闭、难产、背
痛、耳鸣、耳聋、偏头痛、经痛、肠痛、头昏脑涨。

取穴：拳手取穴，在拇指食指岔骨间，第一掌骨与
第二掌骨接合处，距大白穴一寸二分。与重仙穴相通。

手术：用一寸五至二寸针，针深可透过重仙穴（过
量针）。

注意：孕妇禁针。

说明及发挥：※本穴日人称为泽田合谷，但泽田仅
用治偷针眼，而董师则用之治全身许多大病，由是可知
泽田与董师之差何可道理计。

※本穴调气补气温阳作用极强，以灵骨为主、大白
为辅的倒马针，为治愈高棉前总统朗诺半身不遂之主
穴。临床治愈数十例半身不遂，皆以灵骨、大白为主

（针健侧），或配风市或配肾关，间以背部五岭穴点刺，效果非十四经正穴所能比拟。

※本穴有活脑部血气之功。针头针后再针本穴（久留针），可使头针之效果加强甚多。依临床经验，绝对胜过朱氏之抽气法、进气法或焦氏之快速捻针之效力。

※灵骨配大白治疗坐骨神经痛极特效。治脚难举抬（无力）、腹胀、小便不节（次数过多）、小便痛，亦极有效。

※灵骨穴单用，治时痛、鼠溪胀痛、头晕等症有特效。

※灵骨穴单用，尚可治肩痛不举、食欲不振、脱肛、背痛、膝痛、腰痛、脊椎痛、耳鸣（听力不足）等，效果亦颇好。

【中白穴】（又名鬼门穴）

部位：在手背小指掌骨与无名指掌骨之间，距指骨与掌骨接连处五分。

解剖：（肌肉）在无名指尺侧，第四掌骨小头后方有第四骨间肌。（血管）有手背静脉网分布于其下周围及第四骨间指背动脉。（神经）布有来自尺神经的掌背神经。

（肾分支神经）

主治：肾脏病之腰痛、腰酸、背痛、头晕、眼散光、疲劳、坐骨神经痛、足外踝痛、四肢浮肿。

取穴：拳手取穴，在小指掌骨与无名指掌骨之间，距指骨与掌骨接连处五分是穴。

手术：针三至五分。

说明及发挥：※中白穴位于三焦经之中渚穴后五分处，董师最常应用于起坐之际腰痛之症。

※本穴治肾亏之各种病变，效果甚好，除上述作用外，尚可治疗脊椎骨刺。

※本穴亦可治高血压及前头痛。

【下白穴】

部位：在手背小指掌骨与无名指掌骨之间，距指骨与掌骨接连处一寸五分。

解剖：（肌肉）在无名指尺侧，第四掌骨小头后方有第四骨间肌。（血管）有手背静脉网分布于其下周围及第四骨间指背动脉。（神经）布有来自尺神经的掌背神经。

（肾肝分支交错神经，心脾神经）

主治：牙齿酸、肝微痛，以及中白穴主治各症。

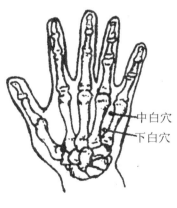

中白穴
下白穴

图 2-3

取穴：拳手取穴，当小指掌与无名指掌骨之间，距指骨一寸五分（即中白穴后一寸）是穴。

手术：针深一至一寸半。

手术：针深三至五分。

说明及发挥：※下白穴位于中白穴下一寸，为中白之倒马针，两针一起配合应用。

※中白、下白倒马并用，主治前述肾亏各病，疗效极佳。

※中白、下白倒马并用，尚可治少阳经走向之坐骨神经痛，颇效。

【腕顺一穴】

部位：小指掌骨外侧，距手腕横纹二寸五分。

解剖：（肌肉）在小指尺侧，第五掌骨小头后方、当外展小指肌指点外缘。（血管）有指动脉、静脉、手背静脉网。（神经）布有掌背神经（尺神经分支）。

（此处为小指外转筋，有腕骨背侧动脉、尺骨神经、肾分支神经）

主治：肾亏之头痛、眼花、坐骨神经痛、疲劳、肾脏炎、四肢骨肿、重性腰两边痛、背痛。（女性用之效更大，两手不宜同时用）

取穴：在小指掌骨外侧，距手腕横纹二寸五分是穴。

手术：针一至一寸半。

说明及发挥：※腕顺一穴位于小肠经之后溪后五分处，治疗太阳经之坐骨神经痛及腰椎痛、腿弯痛等有特效。配合腕顺二，效果更佳。

【腕顺二穴】

主治：鼻出血以及腕顺一穴主治各症。

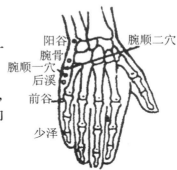

取穴：当小指掌骨外侧，距手横纹一寸五分是穴，意即在腕顺一穴后一寸之处。

手术：针深一至一寸半。

注意：腕顺一穴与二穴以1次用1穴为宜。

图 2-4

说明及发挥：※原注 1 次用 1 穴为宜，依临床经验二穴并无不宜。

※腕顺一、二并用治疗肾亏所致之各种病变及疼痛，疗效甚好，对肾虚之牙痛、眼痛亦有效。

※除前述各病外，董师尚用治耳鸣、重听、小腹胀、腰围痛、腿弯紧痛，疗效亦佳。

【手解穴】

部位：小指掌与无名指掌骨之间，握拳时小指尖触及之处。

解剖：（肌肉）在第四、五掌骨间，有第四蚓状肌、屈指浅深肌腱，深部为骨间肌。（血管）有指掌侧总动、静脉。（神经）为第四指掌侧总神经（尺神经分支）分布处。

（肾脏敏感神经）

主治：主解晕针与下针后引起之麻木感，及气血错乱之刺痛。

取穴：手心向上，在小指掌骨与无名指掌骨之间，握拳时小指尖触及掌处是穴。

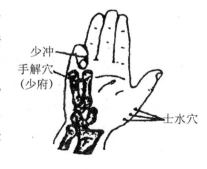

图 2-5

手术：针深三至五分，停针十至二十分钟即解，或以三棱针出血即解。

说明及发挥：※手解即心经之少府荥穴，少府为心经荥穴当然有效，晕针时首当强心。又《内经》曰："病变于色者，取之荥。"晕针时脸色必变，针心经荥穴当然有效，所以手解能治晕针。

【土水穴】

部位：在拇指第一掌骨之内侧。

解剖：（肌肉）有外展拇短肌和拇对掌肌。（血管）当拇指头静脉回流支。（神经）布有前臂外侧皮神经和桡神经浅支混合支。

（拇指对掌肌、桡神经、脾支神经、肾支神经）

主治：胃炎、久年胃病。

取穴：在拇指第一掌骨之内侧，距掌骨小头一寸处一穴，后五分一穴，再后五分一穴，共三穴。

手术：贴骨针深五至一寸。

说明及发挥：※土水穴计有三个穴位，均位于手鱼部位；中央之土水二穴即鱼际穴，自鱼际至大指本节之中央点为土水一穴，自鱼际至手腕横纹之中央为土水三穴。

※据《内经》所载，手鱼部位能诊断肠胃疾病；又据经络关系而言，此处为肺经所经之处，肺经起于中焦，下络大肠，还循胃口，与肠胃有直接关系，因此本穴之治疗胃病应无疑议。

※又本穴除治胃病、胃痛外，尚可治手指痛、手掌痛、手骨痛。治疗原则：左痛治右，右痛治左。

第三章

三三部位（前臂部）

【其门穴】

部位：在桡骨之外侧，手腕横纹后两寸处。

解剖：（肌肉）桡肱肌、短伸拇肌、外展拇长肌。（血管）后骨间动脉、桡掌骨动脉与静脉。（神经）桡骨神经、后肱下侧肱下神经。

（此处有短伸拇筋、头静脉、桡骨动脉支、后下膊皮下神经、桡骨神经、肺支神经）

主治：妇科经脉不调、赤白带下、大便脱肛、痔疮痛。

取穴：当桡骨之外侧，距手腕横纹后两寸是穴。

手术：臂侧放，针斜刺约与皮下平行，针入二至五分。

【其角穴】

部位：在桡骨之外侧，手腕横纹后四寸处。

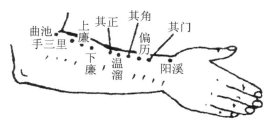

图 3-1

解剖：（肌肉）桡肱肌、短伸拇肌、外展拇长肌。（血管）后骨间动脉、桡掌骨动脉与静脉。（神经）桡骨神经、后肱下侧肱下神经。

（此处有短伸拇筋、头静脉、桡骨动脉支，后下膊皮下神经、桡骨神经、肺支神经）

主治：妇科经脉不调、赤白带下、大便脱肛、痔疮痛。

取穴：在其门穴后二寸处取之。

手术：臂侧放，针斜刺约与皮下平行，针入二至五分。

【其正穴】

部位：在桡骨之外侧，手腕横纹后六寸处。

解剖：（肌肉）桡肱肌、短伸拇肌、外展拇长肌。（血管）后骨间动脉、桡掌骨动脉与静脉。（神经）桡骨神经、后肱下侧肱下神经。

（此处有短伸拇筋、头静脉、桡骨动脉支，后下膊

皮下神经、桡骨神经、肺支神经）

主治：妇科经脉不调、赤白带下、大便脱肛、痔疮痛。

取穴：在其门穴后四寸，即其角穴后二寸处取之。

手术：臂侧放，针斜刺，约与皮下平行，针入二至五分。

运用：其门、其角、其正三穴同用（即一用三针）。

说明及发挥：※其门、其角、其正三穴均位于大肠经上，因此治疗痔疮有效，针刺时采用皮下针，自其门向其角横透，效果尤佳。（盖大肠郄穴温溜适在其门、其角之间，郄穴有调整气血之功）

※单用其门、其角、其正即能见效，但如于委中穴点刺后，再针此穴，效果尤其显著，可期迅速痊愈。

※余用委中点刺出血治疗痔疮，一次治愈者，亦不乏其人。

※本穴组对顽固性便秘及小腹胀气亦有殊效。

【火串穴】

部位：在手背腕横纹后三寸，两筋骨间陷中。

解剖：（肌肉）在尺桡骨之间，伸指总肌和伸拇长肌之间，屈时俯掌时则在指总伸肌的桡侧。（血管）深层为前臂骨间背侧动脉，及前臂骨间掌侧动脉本干。（神经）布有前臂背侧皮神经，深层有桡神经之前臂骨间背侧神经，正中神经之骨间掌侧神经。

（总指伸筋、骨间动脉、后下膊皮下神经、桡骨神

经、肺分支神经、心之副神经）

主治：便秘、心悸、下臂痛。

取穴：手平伸、掌向下，从手腕横纹中央直后三寸处取之；握拳屈肘掌心向下，现沟凹处是穴位。

手术：针深三至五分。

运用：左手下臂痛针右手穴，右手下臂痛针左手穴。

说明及发挥：※火串穴即三焦经之支沟穴，治疗便秘、心悸、下臂痛，确有卓效，余用治胁痛，尤有特效。

【火陵穴】

部位：在火串穴后二寸。

解剖：（肌肉）在尺桡骨之间，伸指总肌和伸拇长肌之间，屈肘俯掌时则在指总伸肌的桡侧。（血管）深层为前臂骨间背侧动脉，和前臂骨间掌侧动脉本干。（神经）布有前臂背侧皮神经，深层有桡神经之前臂骨间背侧神经、正中神经之骨间掌侧神经。

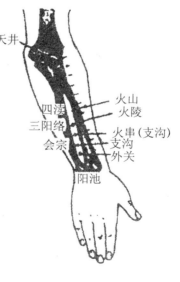

图 3-2

（骨间动脉、桡骨神经之后支、心之副神经）

主治：胸痛及发闷、发胀、手抽筋。

取穴：手抚胸取穴，在火串穴后两寸处取之。

手术：针深五分至一寸。

【火山穴】

部位：在火陵穴后一寸五分。

解剖：（肌肉）在尺桡骨之间，伸指总肌和伸拇长肌之间，屈肘俯掌时则在指总伸肌的桡侧。（血管）深层为前臂骨间背侧动脉，和前臂骨间掌侧动脉本干。（神经）布有前臂背侧皮神经，深层有桡神经之前臂骨间背侧神经、正中神经之骨间掌侧神经。

（骨间动脉、桡骨神经之后支、心之副神经）

主治：胸痛及发闷、发胀，手抽筋。

取穴：手抚胸取穴，在火陵穴后一寸五分处取之。

手术：针深一至寸半。

运用：左手抽筋取右手穴，右手抽筋取左手穴。胸部痛及发闷、发胀则火陵、火山两穴同时用针，但注意只宜单手取穴，不可双手同时用针。

说明及发挥：※火陵、火山穴针之能透三焦经，除治疗手抽筋有效外，治疗胸痛、胸闷、胸胀亦有显效。盖三焦与心包相表里，深针透经，自是效果卓佳。两手同时下针，据经验并无不良作用。

※火陵穴治少阳经走向之坐骨神经痛，效果亦佳。

※火陵在火串（支沟）后二寸，火山在火陵后一寸

五分，但取穴略有不同，取火串，手平伸；取火陵、火山则手抚胸取穴。

【火腑海穴】

部位：在火山穴后二寸，按之肉起，锐肉之端。

解剖：（肌肉）在桡骨的桡侧，桡侧有伸腕短肌及长肌，深层有旋后肌。（血管）为桡返动脉的分支。（神经）分布着前臂背侧皮神经及桡神经深支。

（长屈拇筋、桡骨动脉、中头静脉、外膊皮下神经、桡骨神经、肺分支神经、心之副神经）

主治：咳嗽、气喘、感冒、鼻炎、坐骨神经痛、腿酸、腰酸、贫血、头晕、眼花、疲劳过度。

取穴：手抚胸取穴，在火山穴后二寸处取之。

手术：针深五分至一寸。

运用：治贫血、头昏、眼花、腿酸、疲劳过度时，下针 10 分钟后取针，改用垫灸三至五壮（不需下针，仅灸三至五壮亦可），隔日 1 灸，连续灸 3 个月，可延年益寿。灸至第五、第十、第十五次，灸七壮至九壮（大壮），即每月大壮 3 次，小壮 12 次。

说明及发挥：※火腑海穴位置与大肠经之手三里穴相符，主治亦大致相同。有补虚之作用。用灸效果颇好。

【手五金穴】

部位：在尺骨外侧，距豌豆骨六寸五分。

解剖：（肌肉）在桡骨的桡侧，桡侧有伸腕短肌及长肌，深层有旋后肌。（血管）为桡返动脉的分支。（神经）分布着前臂背侧皮神经及桡神经深支。

（肝分支神经）

主治：坐骨神经痛、腹痛、小腿发胀、脚痛、脚麻。

取穴：手抚胸取穴，当尺骨外侧，距豌豆骨六寸五分，即火山穴外开五分处是穴。

手术：针深三至五分。

【手千金穴】

部位：尺骨外侧，手五金穴后一寸五分。

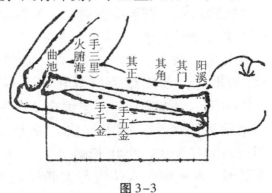

图 3-3

解剖：（肌肉）在桡骨的桡侧，桡侧有伸腕短肌及长肌，深层有旋后肌。（血管）为桡返动脉的分支。（神经）分布着前臂背侧皮神经及桡神经深支。

（肺分支神经）

主治：坐骨神经痛、腹痛、小腿发胀、脚痛、脚麻。

取穴：手抚胸取穴，在尺骨外侧，距豌豆骨八寸，手五金穴后一寸五分处取之。

手术：针深五至八分。

运用：手五金与手千金两穴同用，唯禁忌双手同时取穴。

说明及发挥：※手五金、手千金穴之位置约距三焦经走向外开五分，前文之豌豆骨应改为"腕横纹"，较有助于寻找正确穴位。手五金、手千金一般均倒马应用，治上述各症确有卓效。余常用治少阳经走向坐骨神经痛及小腿胀痛酸麻。

※手千金单独治手臂疮疡初起有特效。

【肠门穴】

部位：在尺骨之内侧，距豌豆骨三寸。

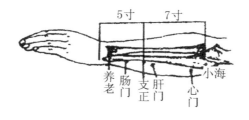

图3-4

解剖：（肌肉）尺侧屈腕肌、尺侧伸腕肌、肘肌。（血管）尺动脉、尺静脉。（神经）尺神经、内侧肱下皮神经。

（尺骨动脉之背支尺骨神经、肝之支神经、肾之副神经）

主治：肠炎、头昏眼花。

取穴：手抚胸取穴，在尺骨之内侧与筋腱之间，距豌豆骨三寸处是穴。

手术：针深三至五分。

说明及发挥：※肠门穴除治疗上述症状外，在腹痛里急后重或急欲如厕腹泻之际，以手按压，即能缓和肛门及大肠之紧张状态，而及时寻找处所解决。

※本穴配门金治疗急性腹泻颇有效。

【肝门穴】

部位：在尺骨之内侧，距豌豆骨六寸。

解剖：（肌肉）尺侧屈腕肌、尺侧伸腕肌、肘肌。（血管）尺动脉、尺静脉。（神经）尺神经、内侧肱下皮神经。

（此处为总指伸筋，歧出前膊骨间动脉之分支，肝支神经）

主治：急性肝炎（特效）。

取穴：手抚胸取穴，当尺骨之内侧中部，距豌豆骨六寸处取之。

手术：针深三至五分。针下后立止肝痛，将针向右旋转，胸闷即解；将针向左旋转，肠痛亦除。

运用：肠门穴与肝门穴同时使用，可治肝炎引起之腹泻。单用左手穴，禁忌双手同时取穴。

说明及发挥：※肝门穴对于急性肝炎效果极佳，由于肝在右侧，所以针治时以左手为主即可，对于合并肠炎症状，则可加针肠门，使成倒马，疗效甚佳。

※本穴配上三黄（天黄、明黄、其黄）治慢性肝炎亦有特效。亦可治乙型肝炎。

※本穴在小肠经上，小肠为分水之官，小肠经之原穴腕骨为治黄疸要穴，本穴能治黄疸自有一定道理。

※本穴若以全息观点言，在前臂之中点，治中焦病有效，配合前述理论，治肝病确实有效。余以此穴治疗肝炎病例甚多，疗效颇佳。

【心门穴】

部位：在尺骨鹰嘴突起之上端，去肘一寸五分陷中。

解剖：（肌肉）尺侧伸腕肌、肘肌。（血管）尺动脉、尺静脉。（神经）尺神经、内侧肱下皮神经。

（在二头膊筋间，有下尺骨副动脉、桡骨神经支、心之分支神经）

主治：心肌炎、心跳胸闷、呕吐、干霍乱。

取穴：手抚胸取穴，在下尺骨肉侧陷处，距肘尖一寸五分是穴。

运用：禁忌双手用穴。

说明及发挥：※心门穴约在小肠经上，在小肠合穴附近。治疗心脏各病尤为特效。又本穴治疗大腿内侧痛（含腹股沟）、坐骨神经痛、骶尾骨痛亦有特效。

※本穴亦常用于治膝痛（内侧膝痛尤效）。

【人士穴】

部位：在前臂桡骨里侧，去腕横纹四寸。

解剖：（肌肉）在桡侧屈腕肌腱的外侧，外展拇长肌腱内侧。（血管）有桡动、静脉。（神经）布有前臂外侧皮神经和桡神经浅支混合支。

（此处为桡骨近关节处之上侧，有桡骨动脉支、外膊皮下神经、桡骨神经之皮下支、肺支神经、心分支神经）

主治：气喘、手掌及手指痛、肩臂痛、背痛。

取穴：手平伸、掌心侧向上，从腕部横纹上行四寸，当前臂桡骨内侧是穴。

手术：针深五分至一寸。

运用：针深五分治气喘、手掌及手指痛、肩臂痛、背痛（患右用左穴，患左用右穴）。针深一寸治心脏病、心跳。

【地士穴】

部位：在前臂桡骨中部内缘，距人士穴三寸。

解剖：（肌肉）有肱桡肌，在旋前圆肌上端之外缘，桡侧伸腕长、短肌的内缘。（血管）有头静脉，桡动、静脉。（神经）为前臂外侧皮神经，桡神经浅支分布处。

（此处为肱桡骨肌肉缘，屈拇长肌外缘，正中神经之分支，桡骨神经与后臂神经之分布区，有桡骨动脉、头静脉、肺支神经、心分支神经）

主治：气喘、感冒、头痛、肾亏、心脏病。

取穴：手平伸、掌向上，去腕横纹七寸，即距人士穴后三寸，当前臂桡骨内侧是穴位。

手术：针深一寸治气喘、感冒、头痛及肾亏；针深一寸五分治心脏病。

【天士穴】

部位：在前臂桡骨之后部内侧，距地士穴三寸。

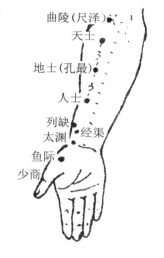

图 3-5

解剖：（肌肉）有肱二头肌肌腱止处之外缘。（血管）有头静脉，桡动、静脉。（神经）为前臂外侧皮神经，桡神经浅支分布处。

（肱桡肌外侧，为桡骨神经、后臂神经及正中神经分布区，有桡骨动脉、头静脉、肺支神经、肾之副神经）

主治：气喘、鼻炎、臂痛、感冒、胸部发胀。

取穴：在前臂桡骨之后部内侧，距地士穴三寸处是穴。

手术：针深一寸五分。

运用：天士、地士、人士三穴配灵骨穴，双手同时用针，为治哮喘之特效针。

说明及发挥：※人士、地士、天士简称三士穴，位置均在肺经上，因此治疗呼吸器官病效果极佳。人士在太渊上四寸，地士则与孔最穴位置相符。孔最为肺经郄穴，治哮喘疗效本佳，配人士、天士倒马效果更好。

※三士穴配水金或水通疗效更好。

【曲陵穴】

部位：在肘窝横纹上，试摸有一大筋，在筋之外侧。

解剖：（肌肉）在肘关节当肱二头肌腱之外方肱桡肌起始部。（血管）有桡侧返动、静脉之分支，头静脉。（神经）布有前臂外侧皮神经，直下为桡神经本干。

（有肱二头肌腱，为后臂皮神经及桡骨神经，正中神经之分布区，有桡骨动脉、头静脉、心之支神经、肺之分支神经）

主治：抽筋、阳霍乱、气喘、肘关节炎、心跳。

取穴：平手取穴，在肘窝横纹上，在大筋之外侧以大指按下，肘伸屈时有一大凹陷处是穴。

手术：针深三至五分。

运用：用三陵针刺曲陵穴内侧之静脉血管，使其出血，可治霍乱。

说明及发挥：※曲陵穴与肺经之尺泽穴位置相符，

主治功能亦相同，点刺放血所治之病尤多，实为要穴。

　　※本穴可治尿意频数（配肾关）、半身不遂、咳嗽（配水金），泻之可治筋疼挛拘急，肺经一切实证，扁桃腺炎、咽喉等颇有效（详见拙著《针灸经穴学》之尺泽部分）。

　　※点刺出血治疗胸闷、胸痛、心脏病变及肩痹痛（五十肩）、气喘皆极有疗效。

第四章

四四部位（后臂部）

【分金穴】

部位：在后臂肱骨之前侧，距肘窝横纹一寸五分。

解剖：（肌肉）二头肌外侧。（血管）头静脉、肱动脉。（神经）桡神经、正中神经。

（心之分支神经、肺之交叉神经）

主治：感冒、鼻炎及喉炎之特效针。

取穴：手抚胸取穴，当后臂肱骨之下部中央，去肘窝横纹一寸五分处是穴。

手术：针深五分至一寸。

说明及发挥：分金穴位于肺经上，在侠白下三寸半，距尺泽一寸半，由于其位居肺经之上，因此治疗上述之感冒、鼻炎及喉炎有卓效。

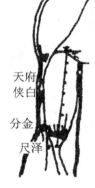

图4-1

【后椎穴】

部位：在后臂肱骨之外侧，距肘横纹二寸五分。

解剖：（肌肉）三头肌外侧，有喙肱肌在深层。（血管）肱动脉、桡尺动脉。（神经）正中神经、尺神经。

（肝副神经、心之副交叉神经、直属脊椎骨神经）

主治：脊椎骨滑脱、脊椎骨胀痛、肾脏炎、腰痛。

取穴：手臂下垂，在后臂肱骨之外侧，距肘横纹二寸五分是穴。

手术：针深三至五分。

说明及发挥：后椎穴位于三焦经上，约当清冷渊穴上五分处，由于位居三焦经上，基于肾与三焦通之藏象原理，治疗与肾有关之脊椎骨滑脱、脊椎骨胀痛、肾脏炎、腰痛确有显效。

【首英穴】

部位：当后臂肱骨之外侧，距肘横纹四寸五分。

解剖：（肌肉）三头肌外侧，有喙肱肌在深层。（血管）肱动脉、桡尺动脉。（神经）正中神经、尺神经。

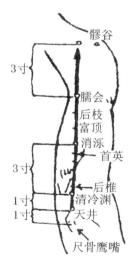

图 4-2

主治：脊椎骨滑脱、脊椎骨胀痛、肾脏炎、腰痛。

取穴：手臂下垂，在后臂肱骨之外侧，距后椎穴二寸处是穴。

手术：针深三至五分。

运用：后椎、首英两穴通常同时用针（即所谓回马针），效力迅速而佳。

【富顶穴】

部位：当后臂肱骨之外侧，去首英穴二寸五分，距肘横纹七寸。

解剖：（肌肉）三头肌外侧，有喙肱肌在深层。（血管）肱动脉、桡尺动脉。（神经）正中神经、尺神经。（肝之副支神经、心之分支神经）

主治：疲劳、高血压、头晕、头痛。

取穴：手臂下垂，在后臂肱骨之外侧，距首英穴上二寸五分。

手术：针深三至五分。针浅扎治疲劳，针深扎治头痛、头昏及高血压。

说明：首英穴及富顶穴皆位于三焦经上，首英穴约当消泺下寸半，富顶穴约当消泺上一寸。

【后枝穴】

部位：当肩中与肘之直线上，距富顶穴一寸，离肘横纹八寸。

解剖：（肌肉）三头肌外侧，有喙肱肌在深层。（血

管）肱动脉、桡尺动脉。（神经）正中神经、尺神经。（心之分支神经）

主治：高血压、头晕、头痛、皮肤病、血管硬化。

取穴：手臂下垂，在后臂肱骨之外侧，距富顶穴一寸处是穴。

手术：针深三至七分。

运用：富顶、后枝两穴同时下针，可治颈项疼痛扭转不灵及面部麻痹。

说明：后枝穴位置约当消泺上二寸臑会下一寸。

【肩中穴】

部位：当后臂肱骨之外侧，去肩骨缝二寸五分。

解剖：（肌肉）三角肌外侧，二头肌与三头肌腹间。（血管）头静脉、腋动脉、反肱动脉。（神经）腋神经。

（心之分支神经）

主治：膝盖痛（特效针）、皮肤病（颈项皮肤病有特效）、小儿麻痹、半身不遂、心跳、血管硬化、鼻出血、肩痛。

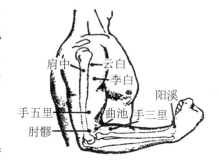

图 4-3

取穴：手臂下垂，自肩骨向下二寸半中央是穴。

手术：针深五分至一寸。

运用：左肩痛扎右穴，右肩痛扎左穴。

说明及发挥：※肩中穴位于肩臂三角肌之中央，去肩骨缝依经验实际系三寸，此穴治膝盖痛及肩痛确具卓效，治上述其他症状效果亦佳。

【背面穴】

部位：在肩骨缝之中央，举臂时有空陷处。

解剖：（肌肉）三角肌外侧，二头肌与三头肌腹间。（血管）头静脉、腋动脉、反肱动脉。（神经）腋神经。（丹田神经）

主治：腹部发闷，发音无力。

取穴：举臂时，肩骨连接缝之空陷处中央取穴。

手术：针深三至五分。

运用：用棱针可治全身疲劳、两腿发酸、呕吐、干霍乱、肠霍乱、阴阳霍乱。

说明及发挥：※背面穴位置相当于大肠经之肩穴，一说后一寸。运用三棱针点刺治疗上述各症，确有卓效。

※本穴与肩穴相符或相近，肩穴原有调理肺气之效，本穴治腹部发闷及发音无力皆系调理肺气之功。

※用三棱针点刺肩穴至其后一寸之周边，出血即可，不必拘泥穴位。

【人宗穴】

部位：在后臂肱骨内缘与肱二头肌间之陷处，去肘窝横纹三寸。

解剖：（肌肉）二头肌与肱骨间。（血管）桡动脉、肱动脉。（神经）尺神经、正中神经。

（肺之副神经、心之分支神经、肝之副支神经）

主治：脚痛、手痛、肘肿痛难动、面黄（胆病）、四肢浮肿、脾肿大、感冒、气喘。

取穴：屈肘测量，以手拱胸，在后臂肱骨内缘与肱二头肌间之陷处，去肘窝横纹三寸是穴。

手术：用毫针，针深五分治感冒气喘，针深八分治臂肿，针深一寸二分治肝、胆、脾病。

注意：下针时，偏外伤肱骨，偏里伤肱二头肌，扎针部位应准确。

说明及发挥：※人宗穴位置与大肠经之手五里穴相符，古人视手五里为禁针穴，唯据经验刺之其效尚佳，亦无副作用。所谓禁刺，恐系古人用针太粗之故，有伤及动脉及神经之虞，因此董师亦告诫"扎针部位应准确"。

【地宗穴】

部位：在人宗穴上三寸处，距肘窝横纹六寸。

解剖：（肌肉）二头肌与肱骨间。（血管）桡动脉、肱动脉。（神经）尺神经、正中神经。

（心之支神经）

主治：能使阳证起死回生，亦治心脏病及血管硬化。

取穴：屈肘测量，以手拱胸，当后臂肱骨之中部内

缘与肱二头肌间之陷处，亦即
人宗穴上三寸是穴。

手术：针深一寸治轻病，
针深二寸治重病；两臂之穴同
时下针。

注意：下针时，偏外伤肱
骨，偏里伤肱二头肌，扎针部
位应特别准确。

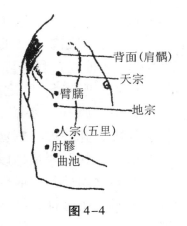

图4-4

【天宗穴】

部位：在后臂肱骨内缘与
肱二头肌后部间之陷处，距地宗穴三寸，距肘窝横纹九
寸。

解剖：（肌肉）在肱骨桡侧，三角肌下端后缘，肱
头肌外侧头的前缘。（血管）有旋肱后动脉的分支，及
肱深动脉。（神经）布有臂背侧皮神经，深层有桡神经。
（腋窝神经、六腑神经、小腿神经）

主治：妇科阴道痒、阴道痛、赤白带下（有速效）、
小腿痛、小儿麻痹、狐臭、糖尿病。

取穴：屈肘测量，以手拱胸，当后臂肱骨内缘与肱
二头肌后部间之陷处，距地宗穴三寸处是穴。

手术：针深一至一寸五分。

注意：下针时，偏外伤肱骨，偏里伤二头肌，取穴
必须准确。

说明及发挥：※地宗穴、天宗穴与人宗穴皆在一条

线上，因此针刺时皆应特别准确。地宗穴约在肠经臂臑穴下一寸，天宗穴约在臂臑上二寸。

【云白穴】

部位：在肩尖前约二寸，背面穴向胸方向斜下开二寸。

解剖：（肌肉）在肱骨桡侧，三角肌下端后缘，肱三头肌外侧头的前缘。（血管）有旋肱后动脉的分支，及肱深动脉。（神经）布有臂背侧皮神经，深层有桡神经。

（六腑神经、肺之副支神经）

主治：妇科阴道炎、阴道痒、阴道痛、赤白带下，小儿麻痹。

取穴：垂手取穴，当肩关节前方，骨缝去肩尖约二寸许处是穴，亦即背面穴向胸方向斜下开二寸。

手术：针深三至五分。

说明及发挥：※依经验，本穴位置应系在肩中前一寸再上一寸位置。

※本穴治妇科病有效，配肩中治小腿无力及胀痛。

【李白穴】

部位：（肌肉）在云白穴稍向外斜下二寸。

解剖：（肌肉）在肱骨桡侧，三角肌下端后缘，肱三头肌外侧头的前缘。（血管）有旋肱后动脉的分支，及肱深动脉。（神经）布有臂背侧皮神经，深层有桡神经。

（腋窝神经、肾之副神经、肺之支神经）

主治：狐臭、脚痛、小腿痛、小儿麻痹。

取穴：在臂外侧，从云白穴稍向外斜下二寸处是穴。

手术：针深三至五分。

说明：本穴位置应系在肩中穴前一寸二分，再下一寸处。

【支通穴】

部位：在上臂后侧，首英穴向后横开一寸。

解剖：（肌肉）三头肌外侧，有喙肱肌在深层。（血管）肱动脉、桡尺动脉。（神经）正中神经、尺神经。

（肝之副支神经、肾之副支神经、后背神经）

主治：高血压、血管硬化、头晕、疲劳、腰酸。

取穴：自肩后侧直下，去肘横纹四寸五分，即首英穴向后横开一寸。

手术：针深六分至一寸。

注意：贴近肱骨后缘扎针。

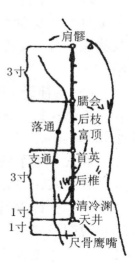

图 4-5

【落通穴】

部位：在上臂后侧，即富顶穴向后横开一寸。

解剖：（肌肉）三角肌内侧头与外侧头间。（血管）桡动脉、深桡动脉。（神经）桡神经。

（肝之副支神经、肾之副支神经、后背神经）

主治：高血压、血管硬化、头晕、疲劳、四肢无力、腰酸。

取穴：自肩端后侧直下，距肘横纹上七寸，即富顶穴向后横开一寸是穴。

手术：针深六分至一寸。

【下曲穴】

部位：在上臂后侧，即后枝穴后开一寸。

解剖：（肌肉）三角肌内侧头与外侧头间。（血管）桡动脉、深桡动脉。（神经）桡神经。

（肺支神经、肝之支神经）

主治：高血压、坐骨神经痛（肺与肝两种机能不健全所引起者）、半身不遂、小儿麻痹、神经失灵等症。

取穴：在肩端后直下，即后枝穴向后横开一寸是穴。

手术：针深六分至一寸。

【上曲穴】

部位：在上臂后侧，肩中穴后开一寸。

解剖：（肌肉）三角肌外侧，二头肌与三头肌腹间。（血管）头静脉、腋动脉、反肱动脉。（神经）腋神经。

（后膊皮下神经、肾之支神经、肝之副神经）

主治：小儿麻痹、坐骨神经痛、臂痛、高血压、小腿胀痛。

取穴：在上臂后侧，即肩中央向后横开一寸是穴。

手术：针深六分至一寸五分。治左臂取右穴，治右臂用左穴。

运用：用三棱针点刺出血治肝硬化及肝炎。

说明及发挥：※以肩中穴为主，配上曲、下曲、云白、李白治疗小儿麻痹、小腿无力疗效甚佳。

【水愈穴】

部位：在上臂之后侧，即背面穴后横开稍斜下二寸。

解剖：（肌肉）在肩胛骨关节窝后方的三角肌中，深层为冈下肌。（血管）有旋肱后动、静脉，深层为肩胛上动、静脉。（神经）布有臂后皮神经、腋神经，深层为肩胛上神经。

（后膊皮下神经、腋下神经、肾之支神经）

主治：肾脏炎、肾结石、腰痛、腿酸、全身无力、蛋白尿、臂痛、手腕手背痛。

取穴：自肩后直下，即背面穴向后横开（稍斜下）二寸是穴。

手术：针深三至五分。

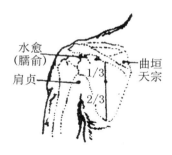

图4-6

运用：用三棱针扎出黄水者为主治肾脏之特效针。

用三棱针扎出黑血者，主治手腕手背痛。

用三棱针扎左边穴治左臂痛，扎右边穴治右臂痛（直接治疗）。

说明及发挥：※水愈穴位置与小肠经之臑俞相符，治疗上述各症确有卓效。

第五章

五五部位（脚底部）

【火包穴】

部位：在足第二趾底第二道横纹正中央。

解剖：（肌肉）屈趾短肌肌腱中。（血管）足跖侧固有动静脉形成之血管网。（神经）内跖神经之趾支。

（心之神经）

主治：肝病、难产、胎衣不下、真心痛。

取穴：平卧，当足次趾底第二道横纹正中央是穴。

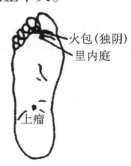

火包（独阴）
里内庭
上瘤

图 5-1

手术：用三棱针扎出黑血立即见效。用毫针针深三至五分。

注意：禁灸，孕妇禁针。

说明及发挥：※火包穴与一般奇穴之"独阴"穴相

符，独阴穴主治除胎衣不下外，尚有小肠疝气、女子干哕、经血不调等症，因此应用火包穴时，可合独阴穴之主治考虑。

※本穴治真心痛、痛如绞，甚效。

※本穴治前述各病，点刺出血更效。

【上瘤穴】

部位：在足底后前缘正中央。

解剖：（肌肉）足跖跟膜、足四方肌、长跖韧带。（血管）外侧跖动脉。（神经）外侧跖神经。

（后脑［小脑］总神经）

主治：脑瘤、脑积水（大头瘟）、小脑痛、脑神经痛、体弱。

取穴：平卧，当足底后跟硬皮之前缘正中央是穴。

手术：针深五分以内。

注意：针深过量（超过五分）会引起心中不安，忌之。

说明及发挥：※上瘤治疗脑部肿瘤及疼痛确有卓效，另外治鼻塞、鼻衄亦有显效。

※本穴配针正筋及然谷点刺出血，治疗脑震荡急症颇有效验。

【海豹穴】

部位：在大趾之内侧，本节正中央。

解剖：（肌肉）屈趾短肌肌腱中。（血管）足跖侧固

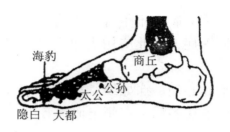

图 5-2

有动静脉形成之血管肉。（神经）内跖神经之趾支。

（浅腓骨神经、心之分支神经）

主治：眼角痛（角膜炎）、疝气、大指及食指痛、妇科阴道炎。

取穴：当大趾之内侧（即右足之左侧，左足之右侧），大趾本节正中央部（脚指甲后）是穴。

手术：针深一至三分。

运用：右手痛取左足穴，左手痛取右足穴。

说明：海豹穴之位置在隐白之后，大都之前，大指本节中央之赤白肉际。

【木妇穴】

部位：在足第二趾中节正中央外开三分。

解剖：（肌肉）屈趾短肌肌腱中。（血管）足跖侧固有动静脉形成之血管网。（神经）内跖神经之趾支。

（心之副神经）

主治：妇科赤白带下、月经不调、经痛、子宫炎、输卵管不通。

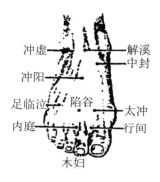

冲虚
冲阳
足临泣　陷谷
内庭
木妇
解溪
中封
太冲
行间

图 5-3

取穴：当第二趾第二节正中央向外开三分是穴。

手术：针深二至四分，贴趾骨下针（用细毫针，粗针痛苦）。

说明及发挥：※本穴治妇科病赤白带下极有效验。

第六章

六六部位（足掌部）

【火硬穴】

部位：在第一跖骨与第二跖骨之间，距跖骨与趾骨关节五分。

解剖：（血管）有足背静脉网，第一跖背侧动脉。（神经）为腓深神经的跖背神经分为趾背神经的分歧处。（肌肉）伸踇长肌肌腱外缘、蚓状肌、骨间肌。

（心脏支神经）

主治：心悸、头晕、胎衣不下、骨骼胀大、下颏痛（张口不灵）、强心（昏迷状态时使用）、子宫炎、子宫瘤。

取穴：当第一跖骨与第二跖骨之间，距跖骨与趾骨关节五分处是穴。

手术：针深五分至一寸。

注意：孕妇禁针、禁灸。

说明：※火硬穴位置在肝经之行间穴后五分。

【火主穴】

部位：在火硬穴上一寸。

解剖：（血管）有足背静脉网，第一跖背侧动脉。
（神经）为腓深神经的跖背神经分为趾背神经的分歧处。
（肌肉）伸踇长肌肌腱外缘、蚓状肌、骨间肌。

（心脏支神经）

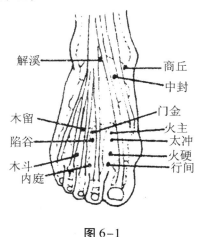

图 6-1

主治：难产、骨骼胀大、心脏病而引起之头痛、肝
病、胃病、神经衰弱、心肌麻痹、手脚痛、子宫炎、子
宫瘤。

取穴：当第一跖骨与第二跖骨连接部之直前陷中取
之，即距火硬穴后一寸处取之。

手术：针深五分至寸半。

注意：禁灸、孕妇禁针。

说明及发挥：※火主穴位置在肝经之太冲穴后之骨陷中。（有些经穴学将太冲定在紧贴骨陷前，则本穴与太冲相符，参见拙著《针灸经穴学》521页之取穴）

※火硬、火主两穴以火命名，皆能治心脏有关病变。

※太冲穴古诀认为能治喉痛，本穴效果更胜一筹。

※太冲穴古诀认为能治口歪眼斜，本穴效果更佳。

※肝经环绕阴部，火硬、火主两穴夹太冲（肚之俞原），故又能治阴部淋痛及妇科之病有显效。

※本穴治手脚痛，配灵骨穴，作用较开四关（合谷、太冲）效果更好。

【门金穴】

部位：在第二跖骨与第三跖骨连接部之直前陷中。

解剖：（肌肉）在第二趾骨间隙中，有骨间肌及蚓状肌。（血管）有足背静脉网。（神经）布有足背内侧皮神经，第二支本干。

主治：肠炎、胃炎、腹部发胀及腹痛、盲肠炎。

取穴：当第二跖骨与第三跖骨连接部之直前陷凹中，与火主穴并列。

手术：针深一至寸半。

注意：禁双脚同时取穴。

说明及发挥：※门金穴位置在胃经之陷谷穴后骨前陷中。（《针灸大成》指出陷谷在内庭后二寸，且有些书指陷谷在第二、三跖骨结合处，则本穴与陷谷相符，参

看拙著《针灸穴学》236 页之取穴）

※本穴为治肠胃炎之特效要穴。不论何种腹泻，针之皆有特效。

※本穴治太阳穴之偏头痛及鼻塞、经痛，亦极特效。

※本穴治腹胀效果亦极好（配灵骨尚可治腹痛）。

※本穴治上述各病，若与内庭倒马并用疗效更佳，与内庭倒马尚可治脱肛。

【木斗穴】

部位：在第三跖骨与第四跖骨之间，距跖骨与趾骨关节五分。

解剖：（肌肉）有蚓状肌、骨间肌。（血管）足背侧固有动静脉网。（神经）足背侧神经。

主治：脾肿大（硬块）、消化不良、肝病、疲劳、胆病、小儿麻痹。

取穴：当第三跖骨与第四跖骨之间，距跖骨与趾骨关节五分处是穴。

手术：针深五分至一寸。

【木留穴】

部位：在第三跖骨与第四跖骨连接部之直前陷凹中，距骨与趾骨关节一寸五分。

解剖：（肌肉）有蚓状肌、骨间肌。（血管）足背侧固有动静脉网。（神经）足背侧神经。

主治：白细胞症、脾肿大、消化不良、肝病、疲劳、胆病、小儿麻痹。

取穴：当第三跖骨与第四跖骨连接部之直前陷凹中，距木斗穴后一寸处是穴。

手术：针深一寸与一寸半。

说明及发挥：※木留穴与门金穴平行，木斗穴在木留穴前一寸，均位于足部第三趾与第四趾之间。两穴常以倒马针并用，除治上述各病外，治疗下述各病极有效。

※本穴组治气血不畅之全身麻木颇有效。

※木留穴单独也可治疗中指、无名指疼痛及伸屈不灵，还可治疗落枕及肩背痛。

※木留穴配三重穴又可治三叉神经痛、耳痛、舌强言语困难等症。

【六完穴】

部位：在第四跖骨与第五跖骨之间，距跖骨与趾骨关节五分。

解剖：（肌肉）第四、五跖骨缝间之蚓状肌、骨间肌。（血管）足背动静脉网。（神经）足背神经。

（肺之分支神经、肾之支神经）

主治：止血（包括跌伤、刀伤出血或是打针血流不止）、偏头痛。

取穴：当第四跖骨与第五跖骨之间，距跖骨与趾骨关节五分处是穴。

手术：针深五分。

注意：哮喘、肺病、痰多、体弱均禁用此穴。

说明及发挥：※六完穴位置在胆经之侠溪穴后五分，一说与侠溪相符。（参见拙著《针灸经穴学》511页体表定位）

※本穴治头晕、偏头痛、（少阳经走向）耳鸣亦有卓效。

【水曲穴】

部位：在六完穴后一寸处。

解剖：（肌肉）第四、五跖骨缝间之蚓状肌、骨间肌。（血管）足背动静脉网。（神经）足背神经。

（肺之分支神经、肾之支神经）

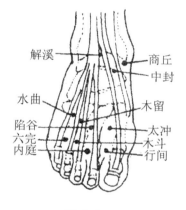

图6-2

主治：腰痛、四肢浮肿、腹胀、颈项神经痛、妇科子宫疾病。

取穴：当第四跖骨与第五跖骨之间，距六完穴一寸处是穴。

手术：针深五分至一寸。

说明及发挥：※水曲穴位置与胆经之临泣穴相符。水曲穴在第四、五趾骨间陷中，应是临泣穴。（参见拙著《针灸经穴学》509页取穴，根据《针灸大成》言，临泣去侠溪寸半，则六完穴应在侠溪后五分。从个人随董师学习经验，董师取穴均先以近掌或足之骨缝为标准，则六六部位几个穴位定位，应以火主、门金、木留、水曲为主）

※本穴治耳鸣、眼痒疗效甚好。

※本穴治手腕疼痛或无力亦颇有效。

※本穴亦能治全身骨痛、神经痛、手骨痛。

※本穴尚能治肩痛、腿筋紧及肌肉萎缩、肌肉麻木。治少阳经走向之坐骨神经痛尤有特效。

【火连穴】

部位：在第一跖骨内侧，距趾骨与跖骨关节后一寸五分。

解剖：（肌肉）在足内侧第一跖骨小头的后下方，在外展踇肌中。（血管）有足背静脉网、足底内侧动脉及附内侧动脉的分支。（神经）布有隐神经与腓浅神经的吻合支。

（心之分支神经、肾之副支神经）

主治：高血压引起之头晕眼昏、心跳、心脏衰弱。

取穴：当第一跖骨内侧，距趾骨与跖骨关节一寸五分。

手术：针深五至八分。

注意：单脚取穴，孕妇禁针。

说明及发挥：※火连穴位置与脾经之太白穴位置相符。

※本穴治前头痛、眉棱骨痛疗效甚佳。

【火菊穴】

部位：在火连穴后一寸。

解剖：（肌肉）在足内侧第一跖骨小头的后下方，外展蹰肌中。（血管）足背动静脉网，足底内侧动脉及附内侧动脉的分支。（神经）布有隐神经与腓浅神经的吻合支。

（心之分支神经、肾之分支神经）

主治：手发麻、心跳、头晕、脚痛、高血压、头脑涨、眼晕、眼皮发酸、颈项扭转不灵。

取穴：当第一跖骨内侧，在火连穴后一寸处是穴。

手术：针深五分至一寸。针治头部病可针更深，效果尤佳。

注意：单脚取穴，孕妇禁针。

说明及发挥：※火菊穴位置与脾经之公孙穴位置相符，治疗上述各症确有特效。为董师临床常用要穴（治前头痛、眉棱骨痛尤为常用）。

【火散穴】

部位：在火菊穴后一寸。

解剖：（肌肉）在足内侧第一跖骨小头的后下方，在外展蹰肌中。（血管）足背动静脉网，足底内侧动脉及附内侧动脉的分支。（神经）布有隐神经与腓浅神经的吻合支。

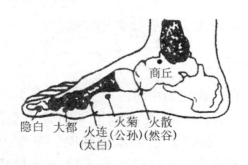

图6-3

（心之分支神经、肾之副支神经、六腑副神经）

主治：头痛、脑涨、眼角痛、肾亏、头晕、眼花、腰酸、背痛。

取穴：当第一跖骨内侧，距火菊穴后一寸处是穴。

手术：针深五至八分。

注意：单脚取穴，孕妇禁针。

运用：火连、火菊、火散三穴可同时下针，主治以上各症及脑瘤、脑膜炎。但注意单脚取穴，双脚不可同时下针。

（按：此为董师原著，仅作参考）

说明及发挥：※火散穴位置与肾经之然谷穴位置相符。

※上述三穴双脚皆取并无不佳作用，但临床用针务必精简为宜。

【水相穴】

部位：在内踝骨直后，跟筋前缘陷处。

解剖：（血管）在内踝与跟腱之间，前方有胫后动、静脉。（神经）布有小腿内侧皮神经，当胫神经经过处。（肾之支神经、脑神经）

主治：肾脏炎、四肢浮肿、肾亏而引起腰痛、脊椎骨痛、妇科产后风、白内障。

取穴：在跟筋前缘陷处，当内踝骨尖之直后二寸处是穴。

手术：针深三至五分（或针沿跟筋前缘扎透过去）。

说明及发挥：※水相穴位置与肾经之太溪穴位置相符，治疗病证亦以肾经为主。若针刺时位置稍后，贴筋（阿基里斯腱）针刺，效果更佳。

【水仙穴】

部位：在内踝骨直后之下二寸，跟筋前缘陷处。

解剖：（肌肉）跟腱前缘，屈蹈长肌后缘，屈肌支持带深层。（血管）内踝动脉、静脉。（神经）胫骨神经、内跖神经。

主治：同水相穴。亦治肾亏之背痛。

取穴：在水相穴直下二寸处取之。

手术：针深五分。

说明及发挥：※水仙穴位于水相穴下二寸处。常与水相倒马并用，治疗肾亏各病。

【水晶穴】

部位：在内踝尖之直下二寸。

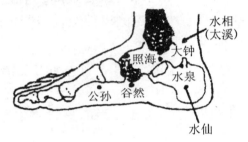

图 6-4

解剖：（肌肉）跟腱前缘，屈蹬长肌后缘，屈肌支持带深层。（血管）内踝动脉、静脉。（神经）胫骨神经、内跖神经。

（子宫神经）

主治：子宫炎、子宫胀、子宫瘤、小腹气肿胀闷。

取穴：当内踝尖之直下二寸处是穴。

手术：贴骨针五分至一寸。

说明及发挥：※本穴在内踝尖直下二寸，贴骨针，治妇科子宫病及妇科小腹胀疗效甚好。

【花骨一穴】

部位：在足底第一跖骨与第二跖骨之间。

解剖：（肌肉）第一、二跖骨间之屈趾肌腱之间。（血管）足背与跖侧动、静脉之血管网。（神经）内跖神经之趾支。

（脾、肺、肾神经）

主治：沙眼、眼角红、眼皮炎、眼迎风流泪、怕光、眉棱骨痛。

取穴：当足底第一跖骨与第二跖骨之间，距趾间岔口五分一穴，又五分一穴，再五分一穴，再八分一穴，共四穴。

手术：针深五分至一寸。

说明：花骨一穴系一穴组，由四个单穴组成，位于足底，第一穴适与行间穴相对，第三穴适与太冲穴相对，第二穴则适在此二穴之中间，第四穴在第三穴后八分处。

【花骨二穴】

部位：在足底第二跖骨与第三跖骨之间。

解剖：（肌肉）第二、三跖骨间之屈趾肌腱之间。（血管）足背与跖侧动、静脉之血管网。（神经）内跖神经之趾支。

（脾之神经）

主治：手指无力、手臂痛。

取穴：当足底第二跖骨与第三跖骨之间，距趾间岔口一寸一穴，又五分一穴，共二穴。

手术：针深五分至一寸。

说明及发挥：※花骨二穴由二穴组成，后穴与陷谷穴相对，前穴则在陷谷前五分（即陷谷穴与内庭穴之间）。

※花骨二穴尚能治手臂不举，甚效。

【花骨三穴】

部位：在足底第三跖骨与第四跖骨之间。

解剖：（肌肉）第三、四跖骨间之屈趾肌腱之间。（血管）足背与跖侧动、静脉之血管网。（神经）内跖神经之趾支。

（脾之神经）

主治：腰痛、坐骨神经痛、脊椎骨痛。

取穴：当足底第三跖骨与第四跖骨之间，距趾间岔口二寸处是穴。

手术：针深五分至一寸。

说明及发挥：本穴除治上述病证外，亦能治白眼发赤。

【花骨四穴】

部位：在足底第四跖骨与第五跖骨之间。

解剖：（肌肉）第四、五跖骨间之屈趾肌腱之间。（血管）足背与侧动、静脉之血管网。（神经）外跖神经之趾支。

（肺之神经）

主治：脊椎骨痛、坐骨神经痛、小腹痛、胃痛。

取穴：在足底第四跖骨与第五跖骨之间，距趾间岔口一寸半是穴。

手术：针深五分至一寸。

说明及发挥：※花骨四穴与胆经之地五会穴相对。

※本穴亦可治手发麻及脚发麻。

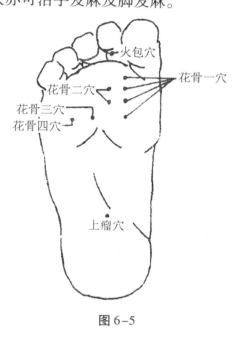

图 6-5

第七章
七七部位（小腿部）

概　说

　　七七、八八部位为董氏奇穴之精华部位，"七七部位"即小腿部位，"八八部位"则指大腿而言。临床常用于全身机能之调整及脏腑证候群之整体治疗，效果迅速而显著，除解穴外，概为倒马并用，各组穴道除治疗脏腑病变外，对其有关外表病变亦有疗效。例如驷马穴为治疗肺经病变之要穴，通过肺主皮毛之关系，亦为治皮肤病之特效穴。其他各组有关穴道：如上三黄之治肝病，下三皇、通肾、通胃、通背之治肾脏病，通关、通山、通天之治心脏病等，均依此类推。

　　其间亦有穴位位置与十四经穴位相符，因用处不同而命名不同者，概于穴位后注明，其他说明要点已于本书诸论中说明，在此从略。

【正筋穴】

部位：在足后跟筋中央上，距足底三寸五分。

解剖：（肌肉）跟腱上外踝后动脉，屈踇长肌肌腱之间。（血管）其血液支配为腓骨动脉与后胫骨动脉之联合网络。（神经）胫神经位于其内侧。

（脊椎骨总神经、脑之总神经）

主治：脊椎骨闪痛、腰脊椎痛、颈项筋痛及扭转不灵、脑骨胀大、脑积水。

取穴：当足后跟筋之正中央上，距足底三寸五分是穴。

手术：针深五至八分（针透过筋效力尤佳），体壮可坐姿扎，体弱者应侧卧扎。

【正宗穴】

部位：在正筋穴上二寸处。

解剖：（肌肉）跟腱上外踝后动脉，屈踇长肌肌腱之间。（血管）其血液支配为腓骨动脉与后胫骨动脉之联合网络。（神经）胫神经位于其内侧。

（脊椎骨总神经、脑之总神经）

主治：脊椎骨闪痛、腰脊椎痛、颈项筋痛及扭转不灵、脑骨胀大、脑积水。

取穴：当足后跟筋之正中央上距正筋穴上二寸处是穴。

手术：针深五至八分（针透过筋效力尤佳），体壮可坐姿扎，体弱者应侧卧扎。

运用：正筋、正宗两穴相配用针。

说明及发挥：※正筋位于昆仑与太溪穴间之大筋上（亦即所谓之阿基里斯腱），正宗位于正筋上二寸（图7-1）。就经络言，膀胱经行经颈项，又就"以筋治筋"（尝见正筋穴位之大筋割断者，头颈立刻歪垂）而言，可见其间颇有关联，因此以此二穴倒马治疗颈项强硬或疼痛，效果极佳。

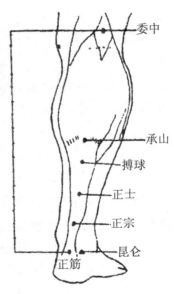

图 7-1

※又闪腰岔气较重者，在委中点刺后（一般轻证经点刺后即觉轻松，而不必再针他穴），加针正筋、正宗两穴，尤能助其速愈。

※本穴组治疗脑震荡亦颇有效（余于 1977 年曾发表"急症针灸疗法"于《大同中医杂志》）。

【正士穴】

部位：在正宗穴上二寸处。

解剖：（肌肉）跟腱上外踝后动脉，屈蹈长肌肌腱之间。（血管）其血液支配为腓骨动脉与后胫骨动脉之联合网络。（神经）胫神经位于其内侧。

（肺之分支神经、脊椎骨总神经）

主治：肩背痛、腰痛、坐骨神经痛。

取穴：当足后跟筋之正中央上，距正宗上二寸处是穴。

手术：针深五分至一寸。

说明及发挥：※本穴常与搏球穴倒马并用，治背痛，极有效。也可与正宗及正筋并用成大倒马，加强治疗颈、腰脊痛有特效。

【搏球穴】

部位：在正士穴上二寸五分。

解剖：（肌肉）在腓肠肌肌腱与肌腹交界下端。（血管）有小隐静脉，深层为胫后动、静脉。（神经）布有腓肠内侧皮神经，深层则为胫神经。

主治：腿转筋、霍乱、腰酸背痛、鼻出血。

取穴：平卧，脚跟用软垫垫高，当下腿后侧在正士穴直上二寸五分，即腓肠肌之下缘是穴。

手术：针一至二寸。

运用：与四花中穴配用，主治霍乱转筋及肾亏。

说明及发挥：※搏球位置在膀胱经之承山穴下一寸半，与正土互相倒马治疗背痛（尤其是膏肓穴附近痛）或腰背痛效果极佳。若久病入络，在患侧搏球至正士一带寻青筋点刺出血，立可见效。

※本穴因邻近承山穴，治疗腿抽筋亦极有效。与承

山倒马并用，疗效更佳。

【一重穴】

部位：在外踝骨尖直上三寸向前横开一寸。

解剖：（肌肉）在腓骨短肌和伸趾长肌分歧部。（血管）有胫前动、静脉分支。（神经）当腓浅神经处。

（心之分支神经）

主治：甲状腺肿大（心脏病引起）、眼球突出、扁桃腺炎、口歪眼斜（面神经麻痹）、偏头痛、痞块、肝病、脑瘤、脑膜炎。

取穴：当外踝尖直上三寸，向前横开一寸处是穴。

手术：针深一至二寸。

说明：一重穴位置在悬钟穴向前，即阳明经方向横开一寸处。

【二重穴】

部位：在一重穴上二寸。

解剖：（肌肉）在腓骨短肌和伸趾长肌分歧部。（血管）有胫前动、静脉分支。（神经）当腓浅神经处。

（心之分支神经）

主治：甲状腺肿大（心脏病引起）、眼球突出、扁桃腺炎、口歪眼斜（面神经麻痹）、偏头痛、痞块、肝病、脑瘤、脑膜炎。

取穴：当一重穴直上二寸处是穴。

手术：针深一至二寸。

【三重穴】

部位：在二重穴直上二寸。

解剖：（肌肉）在腓骨短肌和伸趾长肌分歧处。（血管）有胫前动、静脉分支。（神经）当腓浅神经处。

（心之分支神经）

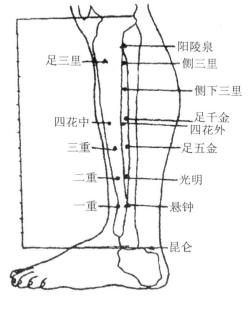

图 7-2

主治：甲状腺肿大（心脏病引起）、眼球突出、扁桃腺炎、口歪眼斜（面神经麻痹）、偏头痛、痞块、肝病、脑瘤、脑膜炎。

取穴：当二重穴直上二寸处是穴。

手术：针深一至二寸。

运用：一重、二重、三重穴同下针（即所谓倒马针），为治上述各症之特效针。

说明及发挥：※一重穴位于胆经之悬钟穴向前一寸，二重穴在一重穴上二寸，三重穴在二重穴上二寸。三针同下，除治上述各症特效外，尚可治脾发炎、脾肿大、脾硬化（脾家病用针以右边为主）、乳发炎、乳痛、乳房小叶增生、甲状腺肿大等症，极效。

※本穴有活脑部血液循环及祛风化痰之功效，治卒中后遗症、脑震荡后遗症及脑性麻痹均有极好功效。

※本穴治偏头痛、三叉神经痛、面神经麻痹、睡中咬牙及肩臂手腕痛亦有殊效，皆与祛风化痰有关。

【四花上穴】

部位：在膝眼下三寸，胫骨外缘。

解剖：（肌肉）在胫骨前肌、伸趾长肌之间。（血管）有胫前动、静脉。（神经）为腓肠外侧皮神经及隐神经的皮支分布处，深层正当腓深神经。

（肺支神经、心支神经）

主治：哮喘、牙痛、心跳、口内生瘤、头晕、心脏病、转筋霍乱。

取穴：当外膝眼之下方三寸，在胫骨前肌与趾总伸肌起始部之间陷中是穴。

手术：针深二至三寸，针深二寸治哮喘，针深三寸治心脏病。

运用：四花上穴配搏球穴治转筋霍乱，此时四花上穴须针深三寸。

说明及发挥：※四花上穴与足三里平行，贴胻骨取穴进针。

※本穴有强心作用，深针治心脏病及哮喘效果极佳，点刺出血治疗上述病变效果更佳。点刺治疗年久胃病、胃溃疡等症亦极效；一般胃痛点刺后可立止疼痛，年久胃病更可加速治愈。

【四花中穴】

部位：四花上穴直下四寸五分。

解剖：（肌肉）在胫骨前肌中。（血管）有胫前动、静脉。（神经）为腓肠外侧皮神经及隐神经的皮支分布处，深层正当腓深神经。

（心之分支神经、肺之支神经、六腑之副神经）

主治：哮喘、眼球病、心脏病、心脏血管硬化、心两侧痛、心闷难过、坐卧不安、急性胃痛。消骨头之肿胀。

取穴：当四花上穴直下四寸五分。

手术：三棱针出血治心脏血管硬化、急性胃痛、肠炎、胸部发闷、肋膜炎。用毫针针深二至三寸，治哮喘、眼球痛。

说明及发挥：※本穴位于胃经条口穴上五分，为应用极广泛之穴道，以三棱针点刺治疗上述各病确有特效。

※此外，以三棱针治疗肺积水、肺结核、肺瘤、肺气肿等病亦有效验。

※用毫针治肩胛痛、肘弯痛、食指痛亦极效，唯治则与他穴不同，以采用患侧同侧之穴位为主。

【四花副穴】

部位：四花中穴直下二寸半。

解剖：（肌肉）在胫骨前肌中。（血管）有胫前动、静脉。（神经）为腓肠外侧皮神经及隐神经的皮支分布处，深层正当腓深神经。

（心之分支神经、肺之支神经、六腑之副神经）

主治：哮喘、眼球病、心肌炎、心脏血管硬化、心两侧痛、心闷难过、坐卧不安、急性胃痛。消骨头之肿胀。

取穴：当四花中穴直下二寸半处是穴。

手术：三棱针出血治心脏血管硬化、心肌麻痹、急性胃痛、肠胃炎。

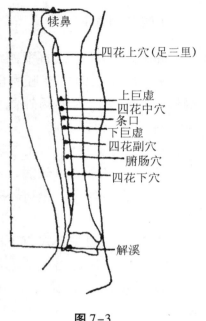

图 7-3

运用：四花副穴与四花中穴配合使用，治以上诸症立即见效，但扎针时应对正血管，以见黑血为准。

说明及发挥：※四花副穴在下巨虚穴下一寸，临床上配合四花中穴应用，亦为应用广泛之点刺要穴。

※点刺不必拘泥穴位，在四花中穴至四花副穴附近之青筋上点刺，出血即见效果。

【四花下穴】

部位：四花副穴直下二寸半。

解剖：（肌肉）在胫骨前肌与趾长伸肌之间，深层为伸踇长肌。（血管）有胫前动、静脉。（神经）布有腓浅神经分支，深层当腓深神经处。

（六腑神经、肺之副神经、肾之副神经）

主治：肠炎、腹胀、胃痛、浮肿、睡中咬牙。

取穴：当四花副穴直下二寸五分处是穴。

手术：针深一至二寸。

说明及发挥：※四花下穴之位置在胃经上，所治之病多系胃肠病；腑肠穴亦在胃经上，主治亦同，但两针通常配合应用。

※两针并用，亦称削骨针（紧贴胫骨进针），能治骨骼胀大（骨刺）。

【腑肠穴】

部位：四花下穴直上一寸半。

解剖：（肌肉）在胫骨前肌与趾长伸肌之间，深层为伸踇长肌。（血管）有胫前动、静脉。（神经）布有腓浅神经分支，深层当腓深神经处。

（六腑神经、肺之副神经、肾之副神经、心脏之副神经）

主治：肠炎、腹胀、胃痛、浮肿、睡中咬牙。

取穴：当四花下穴直上一寸五分处是穴。

手术：针深五分至一寸。

运用：通常为四花下穴之配穴，效力迅速，但不单独用针。

【四花里穴】

部位：在四花中穴向里横开一寸二分，当胫骨之外缘。

解剖：（肌肉）在胫骨前肌中。（血管）有胫前动、静脉。（神经）为腓肠外侧皮神经及隐神经的皮支分布处，深层正当腓深神经。

（心之支神经、肺之区支神经）

主治：肠胃病、心脏病、心跳、转筋霍乱（呕吐）。

取穴：在四花中穴向里横开一寸二分，至胫骨之外缘处是穴。

手术：针深一寸五分至二寸。

说明及发挥：※四花里点刺出血治上述病变效果更佳。

※点刺出血尚能治变形性膝关节炎（膝关节骨刺）。

【四花外穴】

部位：在四花中穴向外横开一寸五分。

解剖：（肌肉）在胫骨前肌中。（血管）有胫前动、静脉。（神经）为腓肠外侧皮神经及隐神经的皮支分布处，深层正当腓深神经。

（肺之支神经、六腑神经）

主治：急性肠炎、牙痛、偏头痛、面神经麻痹、肋膜痛。

取穴：当四花中穴向外横开一寸五分处是穴。

手术：针深一寸至寸半。

运用：用三棱针出黑血，治急性肠胃炎、肋膜痛、胸部发胀、哮喘、坐骨神经痛、肩臂痛、耳痛、慢性鼻炎、头痛、高血压。

说明：※四花外穴亦为极重要点刺穴位，除上述各病外，对于侧身各种病变更有特效。如上述之偏头痛、耳痛、肩臂痛、肋骨痛、侧面（胆经）之坐骨神经痛及足跗痛等，均有特效。

※点刺时在四花外穴周围视青筋出血即见大效，不必拘穴位。

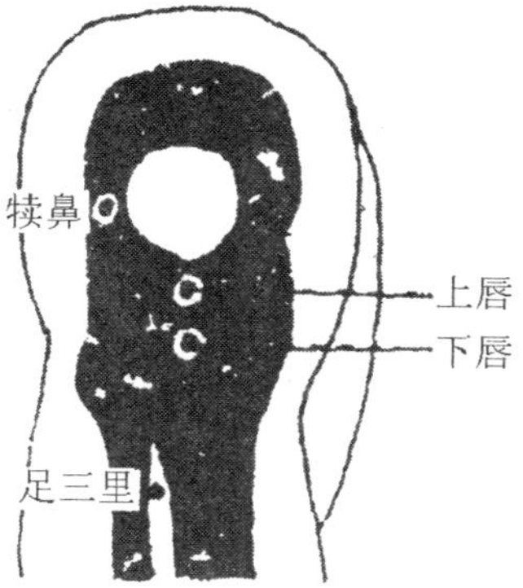

图 7-4

【上唇穴】

部位：在膝盖下缘。

解剖：（肌肉）髌韧带、关节囊。（神经）隐神经髌下支。（血管）大隐静脉、膝动脉网。

主治：唇痛、白口症。

取穴：当膝盖正中央下缘，髌韧带上。

手术：用三棱针刺膝盖下缘髌韧带上及其邻近区，

使出黑血，立即见效。

【下唇穴】

部位：在膝盖下缘约一寸。

解剖：经外奇穴。（肌肉）髌韧带、关节囊。（神经）隐神经髌下支。（血管）大隐静脉、膝动脉网。

主治：唇痛、白口症。

取穴：当膝盖下缘约一寸处。

手术：用三棱针刺膝盖下缘髌韧带上及其邻近区，使出黑血，立即见效。

说明及发挥：※两穴均以点刺为主，主治唇部病证，治口腔炎亦有效。

【天皇穴】

部位：在胫骨头之内侧陷中，去膝关节二寸五分。

解剖：（肌肉）在胫骨内踝下缘，胫骨后缘和腓肠肌之间，比目鱼肌起点上方。（血管）前方有大隐静脉、膝最上动脉，最深层有胫后动、静脉。（神经）布有小腿内侧皮神经本干，最深层有胫神经。

（肾之神经、六腑神经、心之分支神经）

主治：胃酸过多、反胃（倒食病）、肾脏炎、糖尿病、蛋白尿。

取穴：当膝下内辅骨下陷中，在胫骨头之内侧，去膝关节一寸五分是穴。

手术：针深五分至一寸。

运用：配天皇副穴治倒食病、胃酸过多。

注意：不宜灸，孕妇禁针。

说明：※天皇穴即脾经之阴陵泉穴，除治疗上述病证外，董师还用以治疗心脏病，高血压、心脏病所引起之头晕头痛、臂痛、失眠等症。

※本穴还可治疗项部及胸膺强紧。

【天皇副穴】（肾关）

部位：在天皇穴直下一寸五分。

解剖：（肌肉）在胫骨后缘与比目鱼肌之间。（血管）前方有大隐静脉及膝最上动脉的末支，深层有胫后动、静脉。（神经）布有小腿内侧皮神经，深层后方有胫神经。

（六腑神经）

主治：胃酸过多、倒食症、眼球歪斜、散光、贫血、癫痫、神经痛、眉棱骨痛、鼻骨痛、头晕。

取穴：当天皇穴直下一寸半，胫骨之内侧。

手术：针深一至二寸。

运用：治胃酸过多，倒食症为天皇穴之配针。

说明及发挥：※天皇副穴又名肾关，为补肾要穴，除治疗上述病证外，对于肾亏所引起之坐骨神经痛、背痛、头痛、腰酸亦有显效。另外治疗两手发麻或疼痛、肩臂痛及肩臂不举（五十肩），尤为特效。针后令其活动手指或抬举肩臂，可立见奇效。余曾治某部司长之五十肩，一次而愈。

※配复溜治眼球外斜及飞蚊症极有效。

※本穴治多尿、夜尿极特效。

※本穴直刺治胸口闷、胸口痛，强心。斜刺治眉棱骨痛、前头痛。补肾。

【地皇穴】

部位：在胫骨之内侧，距内踝骨七寸。

解剖：（肌肉）在胫骨后缘与比目鱼肌之间，深层有屈趾长肌。（血管）有大隐静脉，深层有胫后动、静脉。（神经）布有小腿内侧皮神经，深层后方有胫神经。（肾之神经）

主治：肾脏炎、四肢浮肿、糖尿病、淋病、阳痿、早泄、遗精、滑精、梦遗、蛋白尿、小便出血、子宫瘤、月经不调、肾亏之腰痛。

取穴：当胫骨之内侧后缘，距内踝上七寸处是穴。

手术：针与脚成四十五度扎入，针深一寸至一寸八分。

注意：孕妇禁针。

说明及发挥：※本穴穴位即脾经之郄穴漏谷（疑为地机），本穴与肾关、人皇合称下三皇，本穴在三皇穴之位置居中，或应更名为人皇，而下面之人皇则更改为地皇似较合理，在此仍从原说。

【四肢穴】

部位：当胫骨之内侧，在内踝上四寸。

解剖：（肌肉）在胫骨后缘与比目鱼肌之间，深层有屈趾长肌。（血管）有大隐静脉，胫后动、静脉。（神经）布有小腿内侧皮神经，深层后方有胫神经。

（心之支神经、四肢神经、肾之分支神经）

主治：四肢痛、颈项痛、糖尿病。

取穴：当胫骨之内侧后缘，距内踝上四寸处是穴。

手术：针深五分至寸半。

注意：孕妇禁针。

说明及发挥：※四肢穴配肾关治肘痛、肩痛甚效。

【人皇穴】

部位：在胫骨之内侧后缘，距内踝上三寸。

解剖：（肌肉）在胫骨后缘与比目鱼肌之间，深层有屈趾长肌。（血管）有大隐静脉，胫后动、静脉。（神经）布有小腿内侧皮神经，深层后方有胫神经。

主治：淋病、阳痿、早泄、遗精、滑精、腰脊椎骨痛、脖子痛、头晕、手麻、糖尿病、小便出血、肾脏炎、肾亏之腰痛。

取穴：当胫骨之内侧后缘，距内踝上三寸处是穴。

注意：孕妇禁针。

说明及发挥：※本穴穴位即脾经之三阴交穴，配合地皇、肾关同用，合称下三皇穴。

※三皇穴为补肾要穴，举凡肾亏所致之各种病变皆有疗效。

※三皇穴并用治疗泌尿系统病、消化系统病及妇科

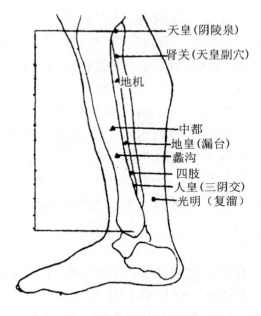

图7-5 小腿内侧

疾病疗效甚佳。

※三皇穴治疗神经衰弱效果亦佳。

【侧三里穴】

部位：在四花上穴向外横开一寸五分。

解剖：（肌肉）在腓骨小头前下方，腓骨长短肌中。（血管）有膝下外侧动、静脉。（神经）当腓总神经合为腓浅及腓深神经处。

（肺之分支神经、牙神经）

主治：牙痛、面部麻痹。

取穴：当胫骨前缘，即四花上穴向外横开一寸五分处是穴。

手术：针深五分至一寸。

【侧下三里穴】

部位：在侧三里穴直下二寸。

解剖：（肌肉）在腓骨小头前下方，腓骨长短肌中。（血管）有膝下外侧动、静脉。（神经）当腓总神经合为腓浅及腓深神经处。

（肺之分支神经、牙神经）

主治：牙痛、面部麻痹。

取穴：当腓骨前缘，即侧三里穴直下二寸处是穴。

手术：针深五分至一寸。

运用：侧三里穴与侧下三里穴同时取用，但应单足取穴：治左取右穴，治右取左穴。

说明及发挥：※此二穴除治上述症状外，治疗偏头痛、三叉神经痛，尤为特效。治疗手腕扭伤疼痛，效果亦极佳。

※此二穴治疗脚跟痛不能着地，效果亦佳。

【足千金穴】

部位：在侧下三里穴外（后）开五分，再直下二寸。

解剖：（肌肉）在胫骨前肌中。（血管）有胫前动、静脉。（神经）为腓肠外侧皮神经及隐神经的皮支分布处，深层正当腓深神经。

（肺之支神经、肾之分支神经，喉侧［甲状腺］神经）

主治：急性肠炎、鱼骨刺住喉管、肩及背痛、喉咙生疮、喉炎（火蛾病）、扁桃腺炎、甲状腺肿。

取穴：在腓骨前缘，即侧下三里穴向后横开五分再直下二寸处是穴。

手术：针深一至二寸。

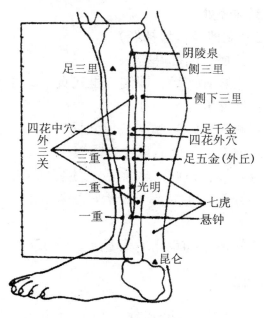

图 7-6　小腿外侧

【足五金穴】

部位：在足千金穴直下二寸。

解剖：（肌肉）在胫骨前肌中。（血管）有胫前动、静脉。（神经）为腓肠外侧皮神经及隐神经的皮支分布处，深层正当腓深神经。

（肺之支神经、肾之分支神经、喉侧［甲状腺］神经）

主治：急性肠炎、鱼骨刺住喉管、肩及背痛、喉咙生疮、喉炎（火峨病）、扁桃腺炎、甲状腺肿。

取穴：在腓骨前缘，即足千金穴直下二寸处是穴。

手术：针深一至二寸。

运用：足千金与足五金穴通常同时取穴，除治甲状腺炎可双足取穴下针外，其他各症均单足取穴下针。

说明及发挥：※足千金与足五金合用，以治疗喉部病变为主，此外还可治急性肠炎、肩及背痛。

※此二穴治疗肩臂不能左右活动，尤具特效。配合肾关治五十肩极具特效。

【七虎穴】

部位：在外踝后一寸半之直线上。

解剖：（肌肉）在腓骨后部，跟腱外缘，深层为屈蹈长肌。（血管）有小隐静脉，深层为腓动脉末支。（神经）当腓肠神经合支处。

（腓肠神经、胸肋神经）

主治：肩骨痛、锁骨炎、胸骨痛及肿胀、肋膜炎。

取穴：在外踝后一寸半之直线上取穴，当外踝尖直后一寸半之上二寸一穴，又上二寸一穴，再上二寸一穴，共三穴。

手术：针深五至八分。

【外三关穴】

部位：在外踝尖与膝盖外侧高骨之直线上。

解剖：（肌肉）在腓骨短肌和伸趾长肌分歧部。（血管）有胫前动、静脉分支。（神经）当腓浅神经处。

（肺之神经）

主治：扁桃腺炎、喉炎、腮腺炎、肩臂痛，各种瘤。

取穴：当外踝尖与膝盖外侧高骨连线之中点一穴，中点与该高骨之中点又一穴，中点与外踝之中点又一穴，共三穴。

手术：针深一寸至一寸半。

说明及发挥：※外三关对于外科病变之疗效显著，对于青春痘疗效亦佳；外三关之中关穴还常用于治疗肩臂左右转动不适。

※外三关另外尚能治手红肿、手臂肿胀发热、肘痛（中穴为主）、三叉神经痛。

【光明穴】

部位：在内踝尖直后一寸之上二寸处。

解剖：（肌肉）在胫骨后方比目鱼肌下端移行于跟

腱处之内侧。（血管）深层前方有胫后动、静脉。（神经）布有腓肠肌内侧皮神经和小腿内侧皮神经，深层前方为胫神经。

（肺之神经）

主治：当内踝尖之直后一寸又直上二寸处是穴。

手术：针深五分至一寸。

说明及发挥：※此穴即肾经之复溜，除治疗眼散光及内障外，治疗多种眼病如飞蚊症、青光眼等亦有特效，常配肾关、人皇等穴应用。

第八章

八八部位（大腿部）

概　说

八八部位：为大腿部位，系董氏奇穴之精华部位，主治及用法已于第七章述及，详见前章说明，在此从略。

【通关穴】

部位：在大腿正中线之股骨上距膝盖横纹上五寸。

解剖：（肌肉）在股骨前外侧，股直肌的肌腹中。（血管）有旋股外侧动、静脉分支。（神经）布有股前皮神经，当股外侧皮神经处。

（心之总神经）

主治：心脏病、心包络（心口）痛、心两侧痛、风湿性心脏病、头晕、眼花、心跳、胃病、四肢痛、脑贫血。

取穴：当大腿正中线之股骨上，距膝盖横纹上五寸处是穴。

手术：针深三至五分。

【通山穴】

部位：在通关穴直上二寸。

解剖：（肌肉）在股骨前外侧，股直肌的肌腹中。（血管）有旋股外侧动、静脉分支。（神经）布有股前皮神经，当股外侧皮神经处。

（心之总神经）

主治：心脏病、心包络（心口）痛、心两侧痛、风湿性心脏病、头晕、眼花、心跳、胃病、四肢痛、脑贫血。

取穴：当大腿正中线之股骨上，距通关穴上二寸处是穴。

手术：针深五至八分。

【通天穴】

部位：在通关穴直上四寸。

解剖：（肌肉）在股骨前外侧，股直肌的肌腹中。（血管）有旋股外侧动、静脉分支。（神经）布有股前皮神经，当股外侧皮神经处。

（心之总神经）

主治：心脏病、心包络（心口）、心两侧痛、风湿性心脏病、头晕、眼花、心跳、胃病、四肢痛、脑贫血。

取穴：当大腿正中线之股骨上，距通关穴直上四寸处是穴。

手术：针深五分至一寸。

注意：通关、通山、通天三穴不能双足六穴同时下针，仅能各取一穴至二穴下针，高血压者双足只许各取一穴。

说明及发挥：※通关、通山、通天三穴为治疗心脏病及血液循环障碍要穴，盖伏兔穴为脉络之会（见《针灸大成》），即在通关、通山连线中央点上，经络（均隶属胃经）相同，部位毗邻，因此效果近似。

※除上述各证外，尚可治疗下肢浮肿。通天穴单用治膝盖痛亦甚效。

※通关、通山、通天治疗胃病，疗效亦佳。重性胃病刺血后再针此穴，疗效更佳。此穴组治妊娠呕吐亦有特效。

※曾用此穴治手指痛、丹毒、腿风湿无力，疗效颇佳。

【姐妹一穴】

部位：在通山穴向内横开一寸后向上一寸。

解剖：（肌肉）在股骨前外侧，股直肌的肌腹中。（血管）有旋股外侧动、静脉分支。（神经）布有股前皮神经，当股外侧皮神经处。

（六腑神经、肾分支神经）

主治：子宫瘤、子宫炎、月经不调、经期不定、子宫瘤、肠痛、胃出血。

取穴：当通山穴向内侧横开一寸再直上一寸处是穴。

手术：针一寸半至二寸半。

【姐妹二穴】

部位：在姐妹一穴直上二寸半。

解剖：（肌肉）在股骨前外侧，股直肌的肌腹中，（血管）有旋股外侧动、静脉分支。（神经）布有股前皮神经，当股外侧皮神经处。

（六腑神经、肾分支神经）

主治：子宫瘤、子宫炎、月经不调、经期不定、子宫瘤、肠痛、胃出血。

取穴：当姐妹一穴直上二寸半处是穴。

手术：针一寸半至二寸半。

【姐妹三穴】

部位：在姐妹二穴直上二寸半。

解剖：（肌肉）在股骨前外侧，股直肌的肌腹中。（血管）有旋股外侧动、静脉分支。（神经）布有股前皮神经，当股外侧皮神经处。

（六腑神经、肾分支神经）

主治：子宫瘤、子宫炎、月经不调、经期不定、子宫痒、肠痛、胃出血。

取穴：当姐妹二穴直上二寸半处是穴。

手术：针深一寸半至二寸半。

运用：三姐妹穴两腿六穴通常同时取穴下针。

说明及发挥：姐妹一穴、二穴、三穴治疗妇科病确有效验，但目前则以手掌之妇科穴或还巢穴替代。

【感冒一穴】

部位：在姐妹二穴向里横开一寸。

解剖：（肌肉）在股骨前外侧，股直肌的肌腹中。（血管）有旋股外侧动、静脉分支。（神经）布有股前皮神经，当股外侧皮神经处。

（六腑神经、肺之分支神经）

主治：重感冒、高热、发冷、感冒头痛。

取穴：当姐妹二穴向里横开一寸处是穴。

手术：针深八分至寸半

【感冒二穴】

部位：在姐妹三穴向里横开一寸。

解剖：（肌肉）在股骨前外侧，股直肌的肌腹中。（血管）有旋股外侧动、静脉分支。（神经）布有股前皮神经，当股外侧皮神经处。

（六腑神经、肺之分支神经）

主治：重感冒、高热、发冷、感冒头痛。

取穴：当姐妹三穴向里横开一寸，亦即感冒一穴直

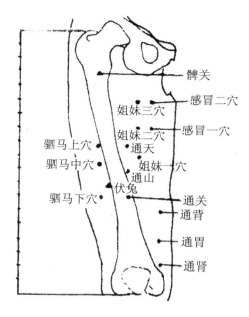

髋关

感冒二穴

姐妹三穴

感冒一穴

姐妹二穴

通天

驷马上穴

姐妹一穴

驷马中穴

通山

伏兔

驷马下穴

通关

通背

通胃

通肾

图8-2　大腿前侧

上二寸半处是穴。

手术：针深八分至寸半。

运用：感冒一穴、感冒二穴同时取穴，针向腿中心斜刺。

说明及发挥：※感冒穴对感冒确能收到减轻症状之效，但位于大腿上部，取穴略有不便，目前多以三叉一穴配灵骨大白治疗，重症可于少商、商阳点刺，配针曲池，疗效更佳。

【通肾穴】

部位：在膝盖内侧上缘。

解剖：（肌肉）在股骨内上髁上缘，股内侧肌下部。（血管）有股动、静脉肌支。（神经）布有股前皮神经及股神经肌支。

（肾之神经）

主治：阳痿、早泄、淋病、肾脏炎、糖尿病、肾亏之头晕腰痛、风湿病、子宫痛、妇科赤白带下。

取穴：当膝盖内侧上缘之陷处是穴。

手术：针深三至五分。

【通胃穴】

部位：在通肾穴上二寸。

解剖：（肌肉）在股骨内上髁上缘，股内侧肌下部。（血管）有股动、静脉肌支。（神经）布有股前皮神经及股神经肌支。

（肾之神经）

主治：同通肾穴，又治背痛。

取穴：在膝盖内侧上缘之上二寸，即通肾穴之上二寸处是穴。

手术：针深五分至一半。

【通背穴】

部位：在通肾穴之上四寸。

解剖：（肌肉）在股骨内上髁上缘，股内侧肌下部。（血管）有股动、静脉肌支。（神经）布有股前皮神经及股神经肌支。

（肾之神经）

主治：同通肾穴，又治背痛。

取穴：在通肾穴直上四寸，即通胃穴直上二寸处是穴。

手术：针深五分至一半。

运用：通肾、通胃、通背三穴可任取二穴（两腿四穴）配针，禁忌三穴同时下针。

通肾、通胃、通背三穴可任取一穴为治疗其他各症之补针。

通肾、通胃、通背三穴可任取一穴为治疗妇人流产之补针，连续治疗半月即无流产之虞。

说明及发挥：※通肾、通胃、通背均位于大腿内侧赤白肉际之棱线上，利水补肾之效甚强。

※通肾穴除治疗上述症状外，还可治疗口干、喉痛。

※上述三穴配合主治肾脏炎、脸浮肿、全身浮肿、四肢浮肿、脚背红肿极为有效，两侧六针齐下，并无大碍。

※上述三穴治疗肩峰痛亦极有效。通胃穴单治胃病可立即见效，通背穴治背痛极效。

【明黄穴】

部位：在大腿内侧之正中央。

解剖：（肌肉）在股骨内侧肌和缝匠肌之间，内收长肌中点，深层为内收短肌。（血管）深部外侧有股动、静脉，有旋股内侧动脉浅支。（神经）布有股前皮神经，当闭孔神经浅、深支处。

（肝之总神经、心之总神经、心脏之动脉，表层属肾之副神经，中层属肝之神经，深层属心之神经）

主治：肝硬化、肝炎、骨骼胀大、脊椎长芽骨（脊椎骨膜炎）、疲劳、腰酸、眼昏、眼痛、肝痛、消化不良、白细胞症（特效）。

取穴：当大腿内侧之中央点是穴。

手术：针深一寸半至二寸半。

【天黄穴】

部位：在明黄穴上三寸。

解剖：（肌肉）在股骨内侧肌和缝匠肌之间，内收长肌中点，深层为内收短肌。（血管）深部外侧有股动、静脉，有旋股内侧动脉浅支。（神经）布有股前皮神经，当闭孔神经浅、深支处。

（肝之总神经、心之总神经、心脏之动脉，表层属肾之副神经，中层属肝之神经，深层属心之神经）

主治：肝硬化、肝炎、骨骼胀大、脊椎长芽骨（脊椎骨膜炎）、疲劳、腰酸、眼昏、眼痛、肝痛、消化不良、白细胞症（特效）。

取穴：当明黄穴直上三寸处是穴。

手术：针深一寸五分至二寸五分。

【其黄穴】

部位：在明黄穴直下三寸。

解剖：（肌肉）在股内侧肌和缝匠肌之间，内上长肌中点，深层为内收短肌。（血管）深部外侧有股动、静脉，有旋股内侧动脉浅支。（神经）布有股前皮神经，当闭孔神经浅、深支处。

（胆总神经、心之支神经、肝之分支神经）

主治：黄疸病及明黄穴主治各症。

取穴：当明黄穴直下三寸处是穴。

手术：针深一寸五分至二寸。

运用：天黄、明黄、其黄三穴同时取穴下针主治肝炎、肝硬化、骨骼胀大等各症，以及脾硬化、舌疮。

说明及发挥：※明黄、其黄、天黄位于大腿内侧厥阴经线上（肝经）。

※天黄、明黄、其黄三穴合用简称上三黄，为治疗肝脏病变之主要穴道，对于急性肝炎，则以先针肝门、肠门为要。

※上三黄穴治疗颈椎骨刺、腰椎骨刺，疗效亦佳。

※透过调整肝脾之作用，治血液病效果极佳，如白细胞过多、再生障碍性贫血、齿衄、鼻衄等。

※通过平肝熄风之作用，治疗梅尼埃病（重性头

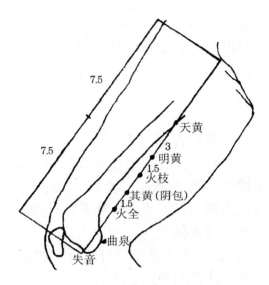

7.5

7.5

天黄

3
明黄

1.5
火枝

其黄(阴包)

1.5
火全

曲泉

失音

图 8-3　大腿内侧

晕)、帕金森病、舞蹈病亦有一定疗效，配肾关、复溜
疗效更好。

【火枝穴】

部位：在其黄穴上一寸半。

解剖：（肌肉）在股内侧肌和缝匠肌之间，内收长
肌中点，深层为内收短肌。（血管）深部外侧有股动、
静脉，有旋股内侧动脉浅支。（神经）布有股前皮神经，
当闭孔神经浅、深支处。

（肝、胆神经，心之分支神经）

主治：黄疸病，黄疸病之头晕、眼花及背痛，胆囊

炎。

取穴：当其黄穴直上一寸五分处是穴。

手术：针深一寸五分至二寸。

运用：明黄、火枝、其黄三穴同时下针治黄疸病、胆炎。

【火全穴】

部位：在其黄穴直下一寸五分。

解剖：（肌肉）在股内侧肌和缝匠肌之间，内收长肌中点，深层为内收短肌。（血管）深部外侧有股动、静脉，有旋股内侧动脉浅支。（神经）布有股前皮神经，当闭孔神经浅、深支处。

（肝、胆神经，心之分支神经，脊椎神经）

主治：同火枝穴，并治脊椎骨痛及足跟痛。

手术：针深一寸五分至二寸。

运用：火全穴配合其黄、火枝穴下针，亦可治黄疸病、胆炎及胆结石止痛，火全穴单独取穴治脊椎骨及足跟痛。

说明：火全、其黄、火枝三穴治上述各病确有特效，但由于取穴之便，目前治胆囊病变多以面部之木枝穴取代。

【驷马中穴】

部位：直立，两手下垂，中指尖所至之处向前横开三寸。

解剖：（肌肉）在阔筋膜下，股外侧肌中。（血管）有旋股外侧动、静脉肌支。（神经）布有股外侧皮神经股神经肌支。

（肺之总神经、肝之分支神经）

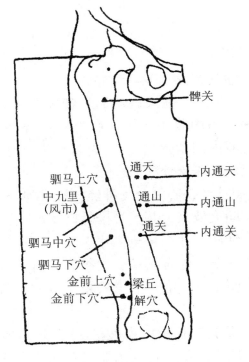

图 8-4

主治：胁痛、背痛、坐骨神经痛、腰痛、肺弱、肺病、胸部被打击后而引起之胸背痛、肋膜炎、鼻炎、耳聋、耳鸣、耳炎、面神经麻痹、眼发红、哮喘、乳房痛（特效）、半身不遂、牛皮癣、皮肤病。亦治下肢扭伤。

取穴：直立，两手下垂，中指尖所至之处向前横开三寸处是穴。

手术：针深八分至二寸五分。

【驷马上穴】

部位：在驷马中穴直上二寸。

解剖：（肌肉）在阔筋膜下，股外侧肌中。（血管）有旋股外侧动、静脉肌支。（神经）布有股外侧皮神经股神经肌支。

（肺之总神经、肝之分支神经）

主治：胁痛、背痛、坐骨神经痛、腰痛、肺弱、肺病、胸部被打击后而引起之胸背痛、肋膜炎、鼻炎、耳聋、耳鸣、耳炎、面神经麻痹、眼发红、哮喘、乳房痛（特效）、半身不遂、牛皮癣、皮肤病。亦治下肢扭伤。

取穴：当驷马中穴直上二寸处是穴。
手术：针深八分至二寸五分。

【驷马下穴】

部位：在驷马中穴直下二寸处是穴。

解剖：（肌肉）在阔筋膜下，股外侧肌中。（血管）有旋股外侧动、静脉肌支。（神经）布有股外侧皮神经股神经肌支。

（肺之总神经、肝之分支神经）

主治：胁痛、背痛、坐骨神经痛、腰痛、肺弱、肺病、胸部被打击后而引起之胸背痛、肋膜炎、鼻炎、耳聋、耳鸣、耳炎、面神经麻痹、眼发红、哮喘、乳房痛（特效）、半身不遂、牛皮癣、皮肤病。亦治下肢扭伤。

手术：针深八分至二寸五分。

运用：治胁痛、背痛、坐骨神经痛单足取上、中、下三穴，其余各症两脚六针同时取之。

说明及发挥：※驷马上、中、下三穴位于膝盖骨外上缘之延长线上，据经验，驷马中穴应于胆经风市穴向前（向阳明经）横开三寸半之穴点为宜。

※驷马三穴为治疗肺脏证候群之特效要穴，治疗鼻炎、牛皮癣、青春痘均有特效，对于各类皮肤病效果亦佳。另外治疗结膜炎、甲状腺肿、耳病（耳鸣、重听）亦有卓效。

※本穴治疗胸痛、胸胁痛、胸连背痛均有效。

【下泉穴】

部位：在膝关节外侧面正中央直上二寸五分。

解剖：（肌肉）在髂胫束后方，股二头肌腱前方。（血管）有膝上外侧动、静脉。（神经）皮下有股外侧皮神经末支。

（肺部与面部之机动神经）

主治：面部麻痹、面部神经跳、口歪、眼斜。

取穴：在膝关节外侧面正中央直上二寸半处是穴。

手术：针深三至五分。

【中泉穴】

部位：在下泉穴直上二寸。

解剖：（肌肉）在髂胫束后方，股二头肌腱前方。（血管）有膝上外侧动、静脉。（神经）皮下有股外侧皮神经末支。

（肺部与面部之机动神经）

主治：面部麻痹、面部神经跳、口歪、眼斜。

取穴：当下泉穴直上二寸处是穴。

手术：针深三至八分。

【上泉穴】

部位：在下泉穴之直上二寸。

解剖：（肌肉）在髂胫束后方股二头肌腱前方。（血管）有膝上外侧动静脉。（神经）皮下有股外侧皮神经末支。

（肺部与面部之机动神经）

主治：面部麻痹、面部神经跳、口歪、眼斜。

取穴：当中泉穴直上二寸处是穴。

手术：针深五分至一寸。

运用：上泉、中泉、下泉三穴单脚同时取穴下针。治左用右穴，治右用左穴。

说明：上泉、中泉、下泉三穴合称三泉穴，位于胆经线上，治面神经麻痹有卓效，治耳鸣、重听亦有效。

【金前下穴】

部位：在膝盖骨外上角之直上一寸。

解剖：（肌肉）在股直肌和腹外侧肌之间。（血管）有旋股外侧动脉降支。（神经）布有股前皮神经，当股外侧皮神经处。

（肺部机动神经、肝之交感神经）

主治：胸骨外鼓、肺弱、羊狗疯、头痛、皮肤敏感。

取穴：在膝盖骨外侧上角之直上一寸处是穴。

手术：针深三至五分。

【金前上穴】

部位：在金前下穴直上一寸半。

解剖：（肌肉）在股直肌和腹外侧肌之间。（血管）有旋股外侧动脉降支。（神经）布有股前皮神经，当股外侧皮神经处。

（肺部机动神经、肝之交感神经）

主治：胸骨外鼓、肺弱、羊狗疯、头痛、皮肤敏感。

取穴：在膝盖骨外侧上角上二寸五分处是穴。

手术：针深五分至一寸。

运用：金前上下两穴双脚同时配穴下针。

【中九里穴】

部位：在大腿外侧中央线之中点。

解剖：（肌肉）在阔筋膜下，股外侧肌中。（血管）有旋股外侧动、静脉肌支。（神经）布有股外侧皮神经，股神经肌支。

（肺之区支神经、四肢弹力神经）

主治：背痛、腰痛、腰脊椎骨痛、半身不遂、神经麻痹、脖颈痛、头晕、眼胀、手麻、臂麻、腿痛、神经无力。

取穴：当大腿外侧中央线之中点是穴。

手术：针深一至二寸。

说明及发挥：※本穴与胆经之风市穴位置相符，为极常用之镇痛及镇定要穴（疏风作用极强），亦为董师治疗前高棉总统朗诺半身不遂之主穴。

※本穴除上述治证外，对耳神经痛、口歪眼斜、太阳穴痛、偏头痛、三叉神经痛等亦有疗效。本穴之主治极多，对于身体侧面（尤其是胆经）各种病变尤有特效；应用时可配合胆经中渎穴倒马，效果更佳。

※本穴尚能治耳鸣及风疹瘙痒，亦极有效。

【上九里穴】

部位：在中九里穴向前横开一寸半。

解剖：（肌肉）在阔筋膜下，股外侧肌中。（血管）有旋股外侧动、静脉肌支。（神经）布有股外侧皮神经、股神经肌支。

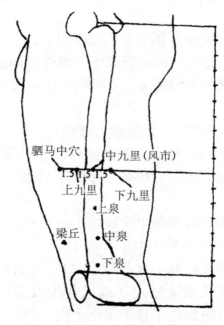

图 8-5　大腿内侧

（心之神经、肾之神经）

主治：心经之臂痛、眼痛、肾气不足之腹胀。

取穴：当中九里穴向前横开一寸半处是穴。

手术：针深八分至寸半。

【下九里穴】

部位：在中九里穴向后横开一寸半。

解剖：（肌肉）在阔筋膜下，股外侧肌中。（血管）

有旋股外侧动、静脉支。（神经）布有股外侧皮神经，股神经肌支。

（背神经、腿神经）

主治：背痛、腿痛。

取穴：当中九里穴向后横开一寸半处是穴。

手术：针深八分至寸半。

【解穴】

部位：在膝盖骨外侧上角直上一寸之向前横开三分。

解剖：伸膝时在髌骨上缘中点直上方二寸，股直肌和腹外侧肌之间。

（心脏敏感神经及血管）

主治：扎针后气血错乱、血不归经，下针处起包、疼痛，或是西医注射后引起之疼痛，跌打损伤、精神刺激而引起之疼痛、疲劳过度之疼痛。

取穴：当膝盖骨外侧上角直上一寸之向前横开三分。

手术：针深三至五分。

运用：下针后将针缓转动，病痛解除即取针，留针时间以八分钟为限。如患者晕针不省人事，即将其口张开，凉水洗其头，并以湿毛巾覆盖其头部，令饮凉开水半杯即苏；受刑休克者亦可用此法解之。如患霍乱引起休克，可用凉水洗头，使其恢复知觉，然后用针药治之。

说明及发挥：※解穴治疗上述各证确有特效，留针时间并不以八分钟为限。

※解穴治疗新发初患之各种疼痛疗效极性，尤其是各种新得之扭伤尤具卓效。

【内通关穴】

部位：在通关穴向内横开五分。

解剖：（肌肉）在股骨前外侧，股直肌的肌腹中。（血管）有旋股外侧动、静脉分支。（神经）布有股前皮神经，当股外侧皮神经处。

（心之总神经）

主治：半身不遂、四肢无力、四肢神经麻痹、心脏衰弱、中风不语、腰痛、手不能举。

取穴：当通关穴向内横开五分处是穴。

手术：针深三至五分。

【内通山穴】

部位：在通山穴向内横开五分。

解剖：（肌肉）在股骨前外侧，股直肌的肌腹中。（血管）有旋股外侧动、静脉分支。（神经）布有股前皮神经，当股外侧皮神经处。

（心之总神经）

主治：半身不遂、四肢无力、四肢神经麻痹、心脏衰弱、中风不语、腰痛、手不能举。

取穴：当通山穴向内横开五分处是穴。

手术：针深五至八分。

【内通天穴】

部位：在通天穴向内横开五分。

解剖：（肌肉）在股骨前外侧，股直肌的肌腹中。（血管）有旋股外侧动、静脉分支。（神经）布有股前皮神经，当股外侧皮神经处。

（心之总神经）

主治：半身不遂、四肢无力、四肢神经麻痹、心脏衰弱、中风不语、腰痛、手不能举。

取穴：当通天穴向内横开五分处是穴。

手术：针深五分至一寸。

注意事项：见通关、通山、通天穴各条。

【失音穴】

部位：在膝盖内侧之中央点及其下二寸。（图8-3）

解剖：（肌肉）在股骨内上髁上缘，股内侧肌下部。（血管）有股动、静脉肌支。（神经）布有股前皮神经及骨神经肌支。

（肾神经、喉之主神经）

主治：嗓子哑、失音、喉炎。

手术：针深五至八分。

说明及发挥：※本穴治疗失音、音哑确实有效。治疗扁桃腺炎、甲状腺肿大、喉咙肿痛亦有疗效。

第九章

九九部位（耳朵部）

【耳环穴】

部位：在耳垂表面之中央。

解剖：（神经）耳垂肌上有迷走神经之耳支与下颌神经之耳颞支。（血管）分布为颞浅动脉之前耳支、外颈动脉之后耳支、颚（上颌）动脉之深耳支。

（六腑神经）

主治（功用）：解酒、止呕吐。

取穴：当耳垂表面之中央点是穴。

手术：用细毫针由外向里（向面部）斜刺一分至一分半（皮下针）。

说明及发挥：※耳环穴与耳针眼点相符。

※治酒醉配合素髎穴并用，效果更佳。

【木耳穴】

部位：在耳后上半部横血管之下约三分。

解剖：在耳背耳甲软骨上。（神经）有下颌神经、迷走神经。（血管）有颞浅动脉之耳前支、外颈动脉之耳后支、上颌动脉之深耳支。

（肝神经）

主治：肝痛、肝硬化、肝大、肝衰弱引起之疲劳、久年淋病（需长期针治）。

取穴：当耳后上半部横血管之下约三分处是穴。

手术：用细毫针竖刺一至二分。

【火耳穴】

部位：在对耳轮之外缘中部。

解剖：位于耳轮双脚之汇集有耳甲软骨。（神经）有下颌神经、迷走神经。（血管）有颞浅动脉之耳前支、外颈动脉之耳后支、上颌动脉之深耳支。

（心之神经）

主治：心脏衰弱及膝盖痛、四肢痛。

取穴：在对耳轮之外缘中部取之。

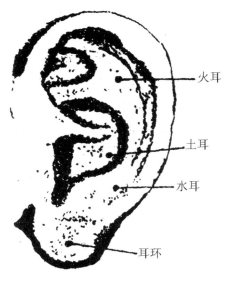

火耳

土耳

水耳

耳环

图 9-1

手术：用细毫针竖刺一至二分。

说明及发挥：※火耳穴相当于耳针之膝点，但治疗范围更为广泛。

※董师注重膝与心之关系，故用于心脏病变亦有疗效。

【土耳穴】

部位：在耳甲腔部之中。

解剖：（肌肉）在耳甲腔之耳甲软骨上，有前耳肌之小纤维。（神经）有下颌神经、迷走神经。（血管）有颞浅动脉之耳前支、外颈动脉之耳后支、上颌动脉之深耳支。

（脾之神经）

主治：神经衰弱、红细胞过多、高热、糖尿病。

取穴：在耳甲腔之中取之。

手术：用细毫针竖刺一至二分。

说明：土耳穴相当于耳针之脾区。

【金耳穴】

部位：在耳壳背之外缘上端。

解剖：（血管）外颈动脉之后耳支、颞浅动脉之前耳支、颚动脉之深耳支合成血管网。（神经）有迷走神经之耳支与下颌神经之耳颞支，分布在耳软骨上。

（肺之神经）

主治：坐骨神经痛、腰脊椎骨弯曲、过敏性感冒。

取穴：在耳壳背之外缘上端取之。

手术：用细毫针竖刺一至二分。

说明及发挥：※金耳穴相当于耳针之肺区。

【水耳穴】

部位：在对耳轮之外缘下端。

解剖：（血管）外颈动脉之后耳支、颞浅动脉之前耳支、颚动脉之深耳支合成血管网。（神经）有迷走神经之耳支与下颌神经之耳颞支，分布在耳软骨上。

（肾之神经）

主治：肾亏、腰部两边痛、腹部发胀。

取穴：在对耳轮之外缘下端取之。

手术：用细毫针竖刺一至二分。

说明及发挥：※火耳穴相当于耳针之肾区。

※以上火耳、木耳、土耳、金耳、水耳等穴以五行命名者，对于五脏之五行体系各病亦有疗效。

【耳背穴】

部位：在木耳穴之上约三分处。

解剖：（血管）外颈动脉之后耳支、颞浅动脉之前耳支、颚动脉之深耳支合成血管网。（神经）有迷走神经之耳支与下颌神经之耳颞支，分布在耳软骨上。

（喉部神经）

主治：喉炎、喉蛾。

取穴：在木耳穴之上约三分处血管中取之。

手术：以三棱针扎出血。

说明及发挥：※耳背穴相当于耳针之上耳背处。

※本点为点刺要穴，点刺出血治疗皮肤病、青春痘、面部黄褐斑、偏头痛、张口不灵、扁桃腺炎、结膜炎极有效。

【耳三穴】（耳上穴、耳中穴、耳下穴）

部位：在耳轮之外缘。

解剖：（血管）外颈动脉之后耳支、颞浅动脉之前耳支、颚动脉之深耳支合成血管网。（神经）有迷走神经之耳支与下颌神经之耳颞支，分布在耳软骨上。

（肺、肾神经）

主治：霍乱、偏头痛、感冒、扁桃腺炎。

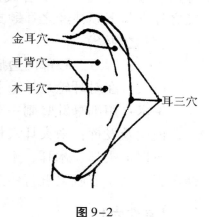

图 9-2

取穴：在耳轮外缘上端一穴（耳上穴）、中央一穴（耳中穴）、下端一穴（耳下穴）。

手术：用三棱针扎出血，一次用两穴可矣。

第十章

十十部位（头面部）

【正会穴】

部位：在头顶之正中央。

解剖：（肌肉）由皮下组织通过帽状腱膜到腱膜下组织。（神经）分布大后头神经、前头神经及耳介侧头神经。（血管）左右浅侧动静脉及眼窝上动、静脉吻合网。

（脑之总神经）

主治：四肢颤抖、各种风症、身体虚弱、小儿惊风、眼斜嘴歪、半身不遂、神经失灵、中风不语。

取穴：正坐，以细绳竖放头顶中行，前垂鼻尖，后垂颈骨正中，另以一绳横放头顶，左右各垂耳尖，此两绳在头顶之交叉点是穴。

手术：针深一至三分。

说明及发挥：※本穴位置与督脉之百会穴相符，治疗上述各症确有特效，唯需与前会或后会穴倒马并用较佳。

　※本穴董师常用治半身不遂，配灵骨、大白疗效更好。

【州圆穴】

　部位：在正会穴旁开一寸三分。

　解剖：（肌肉）在帽状腱膜中。（血管）有颞浅动脉、静脉和枕动脉、静脉吻合网。（神经）正当枕大神经之支处。

　（肺之神经）

　主治：半身不遂、四肢无力、虚弱、气喘、肺机能不够引起之坐骨神经痛及背痛、神经失灵。

　取穴：当正会穴向右及左旁开一寸三分处是穴（左右各一穴）。

　手术：针深一至三分。

　说明：本穴应以正会穴旁开一寸半取穴为宜，相当于膀胱经之通天穴。

【州昆穴】

　部位：在州圆穴直后一寸五分。

　解剖：在枕肌停止处。（血管）有枕动、静脉分支。（神经）正当枕大神经之分支处。

　（肺神经）

　主治：半身不遂、四肢无力、虚弱、气喘、肺机能不够引起之坐骨神经痛及背痛、神经失灵。

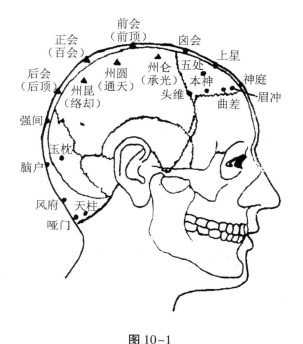

图 10-1

取穴：当州圆穴直后一寸五分处是穴。

手术：一至三分深。

说明：本穴位置与膀胱经之络却穴相符。

【州仑穴】

部位：在州圆穴直前一寸五分。

解剖：在帽状腱膜中。（血管）有额动、静脉，颞浅动、静脉及枕动、静脉的吻合网。（神经）正当额神经外侧支和枕大神经会合支处。

（肺神经）

主治：脑瘤及州圆穴主治各症。

取穴：当州圆穴直前一寸五分处是穴。

手术：针深一至三分。

运用：左脑生瘤取右穴；右取左穴。

说明及发挥：※本穴位置与膀胱经之承光穴相符。

※常与州圆或州昆以倒马针并用，以加强疗效。

【前会穴】

部位：在正会穴前一寸五分。

解剖：在帽状腱膜中。（血管）有左右颞浅动、静脉吻合网。（神经）当额神经分支和枕大神经分支的结合处。

（脑之副神经）

主治：头昏、眼花、脑涨、神经衰弱。

取穴：当正会穴直前一寸五分处是穴。

手术：针深一至三分。

运用：本穴对不省人事之病患有使其复苏之功效。

说明：本穴位置与督脉之前顶穴相符，常与后会穴及正会穴倒马并用。

【后会穴】

部位：在正会穴直后一寸六分。

解剖：在帽状腱膜中。（血管）有左右枕动、静脉吻合网。（神经）布有枕大神经分支。

（脑之总神经、脊椎神经）

主治：骨结核、头痛（轻度）、头晕、脊椎骨痛（对第十九至二十一椎最有效）、脑充血、中风不语、半身不遂、神经麻痹。

取穴：当正会穴直后一寸六分处是穴。

手术：针深一至三分。

说明：※本穴位置与督脉之后顶穴位置相符，常作为百会之倒马针。

※本穴能治尾椎疼痛；本处疼痛，针尾椎处亦能治疗之（见冲霄穴），有特效。

※本穴连同前述之正会、州圆、州仑、州昆、前会等穴镇定及活络作用均极强，治疗半身不遂及各种风证，概为常用。

【总枢穴】

部位：在头部入发际八分。

解剖：在枕骨和第一颈椎之间。（血管）有枕动脉分支及棘突间静脉丛。（神经）为第三枕神经与枕大神经之支分布处。

（丹田神经）

主治：呕吐、六腑不安、项痛、心脏衰弱、霍乱、发言无声。

取穴：当头部入发际八分处是穴。

手术：针深一至二分，用三棱针最有效，尤其小儿。

注意：对本穴一般针深禁止超过三分，但失音者可针深至三分，使其发音恢复正常。用三棱针出血时，应用手将本穴之肌肉捏起，而后刺之。

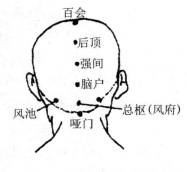

图 10-2

说明及发挥：※本穴入发际八分，介于督脉之风府穴与哑门之间。一说即督脉之风府穴。

※治疗上述各症，以三棱针点刺确有特效，以二十六号针施治效果亦佳，唯不宜刺入太深。

【镇静穴】

部位：在两眉头之间正中之上三分。

解剖：（血管）有额动、静脉分支。（肌肉）有前头肌及前头筋。（神经）前头神经、三叉神经。

（脑神经）

主治：神经错乱、四肢发抖、两腿酸软、四肢神经麻痹、失眠、小儿梦惊。.

取穴：当两眉头之间正中之上三分处是穴。

手术：针深一至二分，由上往下扎（即皮下针）。

运用：本穴应与正会穴配针，才有疗效。

说明：本穴位置与一般奇穴之印堂穴位置相符，除皮下针外，有时还可以点刺出血。

【上里穴】

部位：在眉头上二分。

解剖：（肌肉）有额肌及皱眉肌。（血管）正当额动、静脉。（神经）额神经内侧支分布处。

（肺之区支神经、眼神经）

主治：眼昏、头痛。

取穴：当眉头之上二分处是穴。

手术：皮下针，针深一至二分。

说明：本穴位置与膀胱经之攒竹穴相符。

【四腑二穴】

部位：在眉毛之中央上二分。

解剖：（肌肉）在额肌中。（血管）有额动、静脉外侧支。（神经）正当额神经外侧支。

（肺之区支神经、眼神经）

主治：小腹胀、眼昏、头痛。

取穴：当眉中央之直上二分处是穴。

手术：皮下针，针深一至二分。

说明：本穴位置与一般奇穴之"鱼腰"相符。

【四腑一穴】

部位：在眉尖之上二分。

解剖：（肌肉）皮下组织通过眼轮肌而达到前头骨。（血管）在此分布着浅侧头动、静脉。（神经）颜面神经耳介侧头神经的分支等等。

（肺之区支神经、眼神经）

主治：小腹胀、眼昏、头痛。

取穴：当眉尖之上二分处取之。

手术：皮下针，针深一至二分。

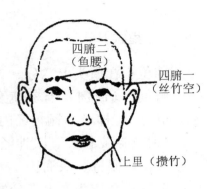

图 10-3

运用：四腑一、四腑二及上里三穴用三棱针同扎出血，为治临时头痛之特效针。

说明及发挥：※本穴位置与胆经之丝竹空穴相符。

※本穴与上里、四腑二点刺，同为治疗前头痛之特效要针。

【正本穴】

部位：鼻端。

解剖：在鼻尖软骨中。（血管）有面动脉、静脉鼻背支。（神经）布有筛前神经鼻外支（眼神经分支）。

（肺之交叉神经）

主治：敏感性鼻炎、治妖邪（鬼迷）。

取穴：仰卧正坐均可，头稍仰起，于鼻之尖端以手摸之左右各有小软骨，中有陷凹处是穴位。

手术：针深一至二分。

注意：勿刺伤软骨。

运用：用三棱针出血最有效。脑力衰退及肺弱者，可针本穴补之。

说明及发挥：※本穴即督脉之"素髎"穴。

※本穴邻近大肠经及胃经（手足阳明经），督为诸阳之会，阳明经多气多血，因此本穴调理气血作用甚强。

※本穴提神醒脑作用极强，能治酒醉。

※点刺能治酒渣鼻、鼻黏膜肥大、鼻塞等。

【马金水穴】

部位：在外眼角直下至颧骨之下缘陷凹处。

解剖：（肌肉）在颧骨颔突的后下缘后咬肌的起始部颧肌中。（血管）有面横动静脉分支。（神经）分布着面神经颧支。由三叉神经第二、三支司感觉。

（肾神经、肺之副支神经）

主治：肾结石、闪腰、岔气（呼吸时感觉痛楚）、肾脏炎、鼻炎。

取穴：当外眼角之直下至颧骨下缘一分五陷凹处是穴。

手术：针深一至三分。

注意：下针后痛楚立即解除者，表示取穴正确；起针后出血，表示取穴不准。

说明及发挥：※本穴位置与小肠经之"颧髎"穴位置相符，治疗上述各症，确有卓效，治疗腰痛效果亦佳。

※顾名思义，马金水者通气利肾，故治上述各病疗效甚佳。

【马快水穴】

部位：在马金水穴之直下四分。

解剖：（肌肉）在颧骨颌突的后下缘后咬肌的起始部颧肌中。（血管）有面横动静脉分支。（神经）分布着面神经颧支。

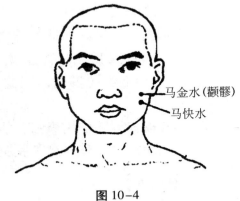

马金水（颧髎）
马快水

图 10-4

由三叉神经第二、三支司感觉。

（肾神经、膀胱神经）

主治：膀胱结石、膀胱炎、小便频数、腰脊椎骨痛、鼻炎。

取穴：在马金水直下四分，约与鼻下缘齐处是穴。

手术：针深一至三分。

说明及发挥：※马快水位于马金水下四分，两穴倒马并用，治疗肾结石及膀胱结石，效果甚佳。

【腑快穴】

部位：与鼻下缘齐平，鼻角外开五分。

解剖：（肌肉）在鼻翼外缘沟中央上唇方肌中，深部为梨状孔的边缘。（血管）有面动、静脉及眶下动脉分支神经的吻合处。（神经）颜面方筋下眼窝动、静脉及下眼窝神经。

（肾之神经、六腑神经）

主治：腹胀、腹疼痛、疝气。

取穴：与鼻下缘齐平，从鼻角向外横开五分处是穴。

手术：针深一至三分。

说明：本穴位置与大肠经之迎香相符。

【六快穴】

部位：在人中（鼻至唇中央）向外平开一寸四（约距口角外纹一分五）。

解剖：（肌肉）在鼻翼外缘沟中央上唇方肌中，深部为梨状孔的边缘。（血管）有面动、静脉。（神经）颜面方筋下眼窝动、静脉及下眼窝神经。眶下动脉神经的吻合处。

（分泌神经）

主治：尿道结石、尿道炎。

取穴：从人中央向外平开一寸四分处是穴。

手术：针深一至三分。

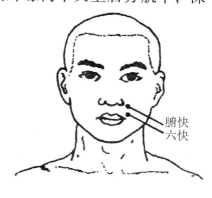

腑快
六快

图 10-5

运用：※与马快水穴配针治尿道结石。

※配七快治尿道炎、尿道痛。

【七快穴】

部位：在嘴角外侧五分。

解剖：（肌肉）在口轮匝肌中，深层为颊肌。（血管）有面动脉、静脉。（神经）分布着面神经分支。

主治：面部麻痹、肺虚弱、尿道结石。

取穴：当嘴角外开五分处是穴。

运用：右脸麻痹取左穴，左脸麻痹取右穴。

说明：本穴位置与胃经之地仓相符，作用亦同。

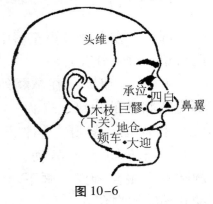

图 10-6

【木枝穴】

部位：在马金水穴向外上方斜开一寸。

解剖：（肌肉）当颧弓下缘，皮下有腮腺，为咬肌起部。（血管）有面横动、静脉，最深层为颌动、静脉。（神经）正当面神经颧眶支及耳颞神经分支，最深层为下颌神经。

（肝胆神经）

主治：肝虚、胆虚、胆结石、小儿夜哭。

取穴：从马金水穴向外上方斜开一寸处是穴。

手术：针深一至三分。

说明及发挥：※本穴位置与胃经之下关相符。

※顾名思义，木枝者，胆也，治疗各种胆病，尤其是胆结石，确具卓效。

※治疗胆虚所致各病，效果亦佳。

※本穴又能治老人双脚无力易摔跌。

【水通穴】

部位：在嘴角之下四分。

解剖：（肌肉）在口轮匝肌下，深层为颊肌。（血管）有颏动、静脉分支。（神经）分布着下颌下神经节及面神经分支。

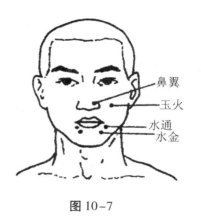

（肾神经）

主治：风湿病、肾虚引起的疲劳、头晕、眼花，肾虚、肾亏、腰痛、闪腰、岔气。

图 10-7

取穴：当嘴角直下四分处是穴。

手术：针由内向外斜扎，针深一至五分。

【水金穴】

部位：在水通穴向里平开五分。

解剖：（肌肉）在口轮匝肌下，深层为颊肌。（血管）有颏动、静脉分支。（神经）分布着下颌下神经节及面神经分支。

（肾神经）

主治：风湿病、肾虚引起的疲劳、头晕、眼花、肾亏、腰痛、闪腰、岔气。

取穴：从水通穴向里平开五分处是穴。

手术：针由内向外斜扎，针深一至五分。

运用：水通、水金两穴均主治肾病，取穴下针时应就发青处针之。

说明及发挥：※水通穴位于嘴角下五分，水金穴位置则以水通为准与嘴唇平行内开五分。一般而言，出现该穴主治病证之际，此二穴附近经常出现乌青，若就发青处针之，效果尤佳。

※水金、水通顺气作用极强，举凡咳嗽、气喘、打呃、腹胀、呕吐、干霍乱等皆有特效，对于肾亏所致各病，本穴又有补虚之效，为董师常用要穴之一。

※本穴针刺时向颧骨方向皮下针，可针至寸半。治咳嗽、气喘立见大效，其效果非十四经穴可及。

※本穴组所在及所刺入之处，正当全息倒像之气管及肺所在之处，顺像则为下焦肾气所在，故本组穴补气益肾作用极强，名为水金、水通，名副其实。

【玉火穴】

部位：在眼中央直下之颧骨直下陷处。

解剖：（肌肉）浅层为上唇方肌，深层为犬齿肌。
（血管）有面动脉、静脉及眶下动、静脉之分支。（神
经）为面神经及眶下神经分支分布处。

（心、肝神经）

主治：坐骨神经痛、肩臂痛、四肢痛、膝盖痛、颧
骨痛、腮骨痛。

取穴：当眼中央正下方之颧骨直下陷凹处是穴。

手术：针深一至三分。

【鼻翼穴】

部位：在鼻翼上端之沟陷中。

解剖：鼻尖边软骨陷中。（血管）有面动脉、静脉
鼻背支。（神经）布有筛前神经鼻外支（眼神经分支）。

（肺、肾、脾神经）

主治：眉棱骨痛、头昏眼花、肾亏之各种神经痛、
半身不遂、四肢骨痛、脸面麻痹、舌痛、舌硬、舌紧、
偏头痛、喉痛。

取穴：当鼻翼中央上端之沟陷中取之。

手术：针深一至二分。

说明及发挥：※玉火及鼻翼二穴均为镇痛要穴，玉
火善治血虚血瘀所致之各种疼痛，鼻翼善治气虚、气郁
所致之各种疼痛。

※鼻翼穴尚能消除疲劳，提神醒脑，尤为妙用。余
常用治全身酸痛极效。

※余常用此穴治坐骨神经痛亦极效。

【州火穴】

部位：在耳尖上一寸半。

解剖：（肌肉）在颞肌中。（血管）有颞浅动脉、静脉顶支。（神经）布有颞神经和枕大神经会合支。

（心之神经）

主治：心跳、风湿性心脏病、四肢无力及腰痛。

取穴：用手压耳抵头，在耳尖上一寸半处是穴。

手术：针深一至三分。

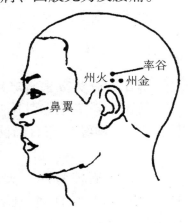

图 10-8

【州金穴】

部位：在州火穴后一寸。

解剖：（肌肉）颞肌及其腱膜。（血管）在耳后动脉、静脉分支。（神经）枕大神经分布处。

（肺之神经）

主治：腰痛、坐骨神经痛及风湿病。

取穴：从州火穴向后一寸处取之。

手术：针深一至三分。

【州水穴】

部位：在后脑高骨之中央及其上八分。

解剖：（肌肉）颞肌及其腱膜。（血管）在枕肌中有

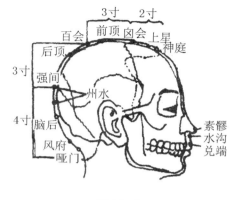

图 10-9

枕动脉、静脉分支。（神经）正当枕大神经之支。

（肾之神经）

主治：腰部脊椎骨痛、下肢麻痹、神经无力。

取穴：在后脑高骨之尖端中央一穴，其上八分又一穴，共二穴。

手术：针深二至三分。

第十一章

后 背 部 位

【分枝上穴】

部位：在肩胛骨与肱骨连接之岔口下。

解剖：（肌肉）在肩关节后下方，肩胛骨外侧缘，三角肌后缘，下层是大圆肌。（血管）有旋肩胛动脉。（神经）分布着腋神经分支，最深部上方为桡神经，有小圆筋回旋腋下神经、肩胛神经。

（分泌神经）

主治：药物中毒，蛇、蝎、蜈蚣等虫毒，狐臭，口臭，糖尿病，疯狗咬伤，小便痛，血淋，淋病，食物中毒，服毒自杀（轻则可治，重则难医），全身发痒，瓦斯中毒，原子尘中毒。

取穴：在肩峰突起后侧直下之腋缝中，当肩胛关节之下一寸处是穴。

手术：针深一寸至一寸五分。

【分枝下穴】

部位：在分枝上穴稍向内斜下一寸半。

解剖：（肌肉）在肩关节后下方，肩胛骨外侧缘，三角肌后缘，下层是大圆肌。（血管）有旋肩胛动脉。（神经）分布着腋神经分支，最深部上方为桡神经，有小圆筋回旋腋下神经、肩胛神经。

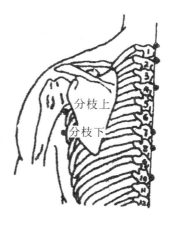

图 11-1

（分泌神经）

主治：药物中毒，蛇、蝎、蜈蚣等虫毒，狐臭，口臭，糖尿病，疯狗咬伤，小便痛，血淋，淋病，食物中毒，服毒自杀（轻则可治，重则难医），全身发痒，瓦斯中毒，原子尘中毒，乳炎。

取穴：当分枝上穴之直下一寸半再向内横开五分处是穴。

手术：针深五分至一寸。

运用：本穴通常为分枝上穴之配针。

【七星穴】

部位：包括在项部入发际八分之总枢穴，其下一寸之分枢穴，下二寸之时枢穴，以及向两旁横开八分去发一寸之支禹穴，及支禹穴下一寸之士禹穴（共七穴）。

解剖：在第 1～5 颈椎和第 1～5 颈椎之间。（血管）有枕动、静脉分支及棘突间静脉丛。（神经）为第 1～5 枕神经分布处。

（总枢、分枢及时枢三穴属脑总神经，两支禹及士禹穴属肺分支神经）

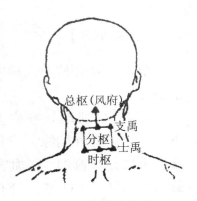

图 11-2　七星穴位置

主治：呕吐（五脏不安）、感冒头痛、小儿高热、小儿各种风证。

取穴：详上述部位。

手术：用三棱针放血，以总枢、分枢、时枢三穴为主，支禹、士禹穴为配针。

注意：放血时，应用拇指及食指捏起穴位肌肉，然后对准穴位扎针出血。扎小儿应特别注意，以免上伤脑部总神经，下伤丹田，致耳聋音哑。

说明及发挥：※总枢穴在前述十十部位之总枢穴已有说明。分枢在总枢下一寸，虽然因为有七个穴道，故称七星，但并不需要每个穴都针，一般只要针总枢、分枢即能达到疗效，点刺出血效果更佳。由于穴位相近，取风府、哑门疗效亦同，但以刺出血为主。

【五岭穴】

部位：包括五道穴线，第一道穴线从大椎骨下第二节江口穴起，每下一节为一穴，其顺序为火曲、火云、火长、火明、火校、火门、土月、土泄，直至第十椎下土克穴为止，共十穴；第二条穴线（左右共两条）从江口穴向左右平开四指，金北穴起每下一寸为一穴，其顺序为金斗、金吉、金陵、火金、木东、木杜，直至木梅穴为止，共八穴；第三条穴线（左右共两条）从第二条线向外横开四指，共有金枝、金精、金神、木原、木太、木菊、木松七穴，每穴间隔约一寸。

解剖：有腰背肌膜、棘上韧带、棘间韧带。（血管）棘突间皮下静脉丛。（神经）分布有第八颈神经至第五胸神经后支内侧支神经干，有斜方肌、菱形肌，深层为最长肌，布有第 1~9 肋间动静脉背侧支及内侧支，正当第 1~9 胸神经后支内侧皮支，深层为第 1~9 胸神经后支外侧皮支，上位 1~9 胸神经后支外侧皮支。

（从火云穴至火门穴属心之神经。从土月穴至土克穴属脾之神经。从火金穴以上属心肺交叉神经。从火金穴以下，左边属肺神经，右边属肝神经。从金神穴以上属肺之神经。从金神穴以下，左边属肺脾交叉神经，右边属肝肺交叉神经）

主治：高血压、重感冒、高热、发冷，突然间引起之头晕、头痛，高血压引起之手足麻痹、半身不遂，阴霍乱、阳霍乱、呕吐及各种痧症，血管硬化之腰痛、干霍乱、急性胃痛。

取穴：详上述部位。

手术：用三棱针扎出血。

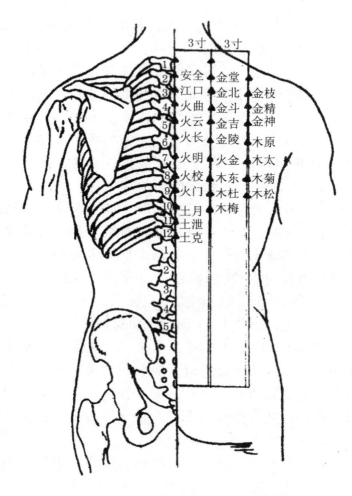

图 11-3　五岭穴图

注意：扎针部位应先以酒精棉球擦净，然后以手指或针柄按压穴位始可扎之。

说明及发挥：※五岭穴因针刺穴位成五行排列，且位于身体较高之背脊部位，故称五岭穴。

※五岭穴之第一行为脊椎线，自第二椎起，每下一椎一穴，计有十穴。第二行自第二椎旁开三寸起，每下一椎一穴，计有八穴。第三行自第二椎旁开六寸起，每下一椎一穴，计有七穴。上述各穴除第一行位于脊椎只有一条外，第二、三行左右对称排列，因此总计有四十穴。

※为了便于应用，可以如下之方法记忆："一椎直下连十穴，一椎旁三连八穴，一椎旁六连七穴。"

※五岭穴之第一行与督脉重复，第二行与膀胱经重复，穴位不再比对说明，因系以点刺治疗，作用与督脉及膀胱经有出入，因此另立穴名。

※治疗时不必四十针均针，可针对上述各病之发病原因及症状牵连脏腑，按前述解剖有关之脏腑神经解剖部位施针，完全以点刺出血为主。

【双凤穴】

部位：从大椎骨以下第 2 与第 3 脊椎骨间，向左右横开一寸五分之火凤穴起，每下一寸一穴，其顺序为火主、火妙、火巢、火重、火花、火蜜七穴（左右共十四穴）。

解剖：有腰背筋膜、棘上韧带及棘间韧带。（血管）为第 3 ~ 8 肋间动脉背侧支、棘间皮下静脉丛分布处。（神经）有第 3 ~ 8 肋间神经后支之内侧支行走。

（心之神经）

主治：手痛脚痛、手麻脚麻、手足血管硬化。

取穴：详上述部位。

手术：用三棱针出血。

说明及发挥：※双凤穴顾名思义计有两行，位置为自第二椎旁开寸半起，每下一寸一穴，连续七穴（双侧计十四穴），点刺时以患侧为主，左病针左穴，右病针右穴。

【九猴穴】

部位：包括火凤、火主、火妙、金堂（金斗上二寸）、金北、金斗、金吉、金枝、金精等九穴。

解剖：有腰背肌膜、棘上韧带及棘间韧带。（血管）棘突间皮下静脉丛。（神经）分布有第八颈神经至第五胸神经后支内侧支神经干，有斜方肌、菱形肌，深层为最长肌，布有第 3 ~ 5 肋间动静脉背侧支及内侧支，正当第 3 ~ 5 胸神经后支内侧皮支，深层为第 3 ~ 5 胸神经后支外侧皮支，上位第 2 ~ 5 胸神经后支外侧皮支。

（心、肺神经）

主治：喉痧。

取穴：详上述部位。

手术：用三棱针出血。

说明及发挥：※本穴之排列共分三行，位置为第二椎旁开寸半之火凤穴起，每下一寸一穴，计有三穴（含火凤）；大椎旁开三寸之金堂穴起，每下一寸一穴，计

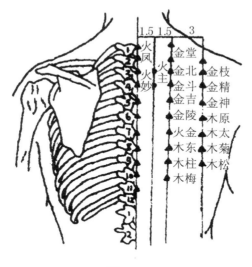

图 11-4

有四穴（含金堂）；第二椎旁开六寸之金枝及下一寸之金精，计二穴，总共九穴，为治疗猴瘼之要穴，故称九猴穴。可记忆为"二椎寸半连三穴，一椎旁三连四穴，二椎旁六连二穴"。

【三金穴】

部位：包括金斗、金吉、金陵三穴。

解剖：（肌肉）有斜方肌、菱形肌，深层为最长肌。（血管）布有第 3～5 肋间动脉、静脉。（神经）背侧支及内侧支，正当第 3～5 胸神经后支内侧皮支，深层为第 3～5 胸神经后支外侧皮支，上位第 2～5 胸神经后支外侧皮支。

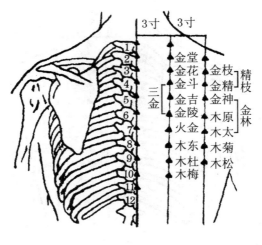

图 11-5

（心肝交叉神经）

主治：膝盖痛。

取穴：详上述部位。

手术：用三棱针出血。左痛取左穴，右痛取右穴，两脚痛则双边取穴。

说明及发挥：※金斗、金吉、金陵三穴分别位于第三、四、五椎外开三寸处，相当于膀胱经之魄户、膏肓、神堂穴，点刺出血少许，治疗膝关节疼痛，确有立竿见影之效，数年大疾亦往往愈于霍然。

【精枝穴】

部位：包括金精、金枝两穴。

解剖：（肌肉）在肩胛冈内端边缘，有斜方肌、菱形肌，深层为髂肋肌。（血管）有第 3 ~ 5 肋臂动脉背侧支、颈横动脉降支。（神经）胸神经、肩胛背神经，最深层肋间神经干。

（肺肾交叉神经）

主治：小腿发胀、小腿痛。

取穴：详上述部位。

手术：用三棱针出血。

说明及发挥：※精枝穴含金精、金枝两穴，分别位于第二椎及第三椎旁开六寸处，点刺出血，治疗小腿酸胀疼痛，效果极为迅速而突出。

【金林穴】

部位：包括金神、木原、木太三穴。

解剖：（肌肉）在肩胛冈内端边缘，有斜方肌、菱形肌，深层为髂肋肌。（血管）有第 3 ~ 6 肋间动脉背侧支。（神经）有第 3 ~ 6 胸神经后支内侧皮支，深层为第 3 ~ 6 胸神经后支及外侧支与上位 1 ~ 2 个胸神经后支外侧支，此外并有肩胛背神经分布，最深层正当第 3 ~ 6 肋间神经干。

（肺总神经，右属肝肾交叉神经，左属脾肾交叉神经）

主治：坐骨神经痛。

取穴：详上述部位。

手术：用三棱针出血。

说明及发挥：金神、木原、木太三穴分别位于第四、五、六椎外开六寸处，亦即紧接于精枝穴下，点刺治疗大腿及坐骨神经痛确有卓效。

【顶柱穴】

部位：包括金吉、金陵、火金、金神、木东、木杜、木梅、木原、木太、木菊、木松等十一穴（两边共二十二穴）。

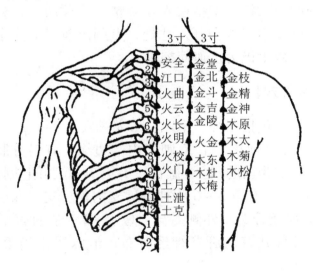

图 11-6

解剖：（肌肉）有斜方肌、菱形肌，深层为最长肌。（血管）布有第 3～9 肋间动静脉背侧支。（神经）内侧支正当第 3～9 神经后支内侧皮支，深层为第 3～9 胸神经后支、外侧皮支。

（右属心肝肺交叉神经，左属心肝脾交叉神经）

主治：腰痛、闪腰、岔气。

取穴：详上述部位。

手术：用三棱针出血。

说明及发挥：※顶柱穴计有十一穴，两侧合计则为二十二穴，分两行排列。第四椎至第九椎每椎旁开三寸各一穴，计六穴，第四椎至第八椎每椎旁开六寸各一穴，计五穴。可记忆为"四椎旁三连六穴，四椎旁六连五穴"。

【后心穴】

部位：包括大椎骨下第四个脊椎关节处火云、火长、火明、火校、火门、土月等六穴，及脊椎旁开一寸五分之火妙、火巢、火重、火花等四穴（两边共八穴），与旁开三寸之金吉、金陵、火金三穴（两边共六穴）。

解剖：有斜方肌、菱形肌，深层为最长肌。（血管）布有第 6 ~ 9 肋间动静脉。（神经）背侧支及内侧支，正当第 6 ~ 9 胸神经后支内侧皮支，深层为第 6 ~ 9 胸神经后支外侧皮支。

（心之总神经）

主治：羊毛痧、疔疮、心脏衰弱、胃病、风寒入里重感冒、中风、各种急性痧症。

取穴：详上述部位。

手术：治羊毛痧（羊毛疔）时，用三棱针对着紫点

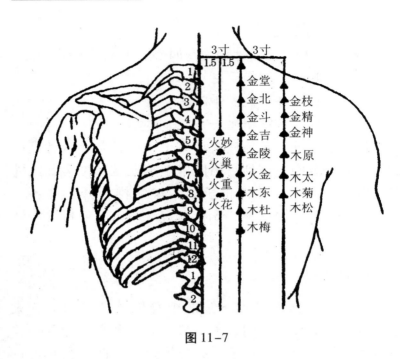

图 11-7

（重者现黑点）将毛丝抽出。治疗疮、心脏衰弱及胃病，用三棱针出血（限于四肢及面部之疔疮）。

说明及发挥：※后心穴计有十三穴，两侧合计则为二十六穴，位置分别为：①第一行自第四椎起（含第四椎），每下一椎一穴，计六穴；②第二行自第四椎至第七椎计四椎，每椎旁开寸半各一穴，共四穴；③第三行自第四椎至第六椎计三椎，每椎旁开三寸各一穴，共三穴。本穴治疗上述各症确有卓效。可以如下方法记忆："四椎直下连六穴，四椎寸半连四穴，四椎旁三连三穴。"

【感冒三穴】

部位：包括安全、金斗（两边）三穴。

解剖：有腰背筋膜、棘上韧带及棘间韧带。（血管）
为第一、二肋间动脉背侧支、棘间皮下静脉丛。（神经）
分布处有第一、二肋间神经后支之内侧支行走，胸神经
后支、肋神经。

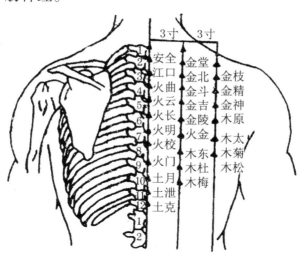

图 11-8

（安全穴为脊椎总神经及四肢神经所在，金斗穴为
心脏二尖瓣神经所在）

主治：重感冒。

取穴：安全穴在大椎骨下缘陷凹处，金斗穴在大椎

之下第五椎旁开四指处。

手术：用毫针针入皮下即效。

说明及发挥：※此处所指之安全应系指督脉之大椎而言，金斗穴即膀胱经之膏肓穴。

※大椎连同两侧之膏肓计三穴治感冒甚效，故称"感冒三穴"。用三棱针点刺效更佳。

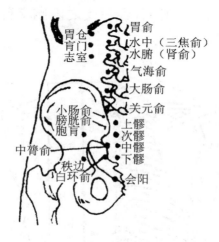

胃仓
胃俞
肓门
水中（三焦俞）
志室
水腑（肾俞）
气海俞
大肠俞
关元俞
小肠俞
膀胱俞
上髎
胞肓
次髎
中膂俞
中髎
下髎
秩边
白环俞
会阳

图 11–9

【水中穴】

部位：在第十三椎下旁开一寸五分。

解剖：针经由皮下组织，通过背阔肌、下后锯肌及最长肌而达斜方肌浅层。（血管、神经）分布第十一胸神经的后皮支以及附带的动静脉，腰神经的肌支以及第二腰动、静脉后支。

（肾总神经）

主治：肾亏、肾脏炎、妇科经脉不调、便秘、口渴、腰脊椎骨痛。

取穴：当第十三椎下旁开一寸五分处取之。

手术：针深八分至一寸。

说明及发挥：※水中穴位置与膀胱经之三焦俞位置相符。

【水腑穴】

部位：在第十四椎下旁开一寸五分。

解剖：在腰背筋膜、最长肌和髂肋肌之间。（血管）有第二腰动脉、静脉背侧支及内侧支。（神经）有第一腰神经的后支外侧皮支，深层为第一腰神经后支外侧皮支，上位第2～3胸神经后支外侧皮支。上臀神经、坐骨神经、下臀神经。

（肾总神经）

主治：脊椎骨痛及弯曲困难、妇女经脉不调、肾虚、肾脏炎、口渴、便秘、肠炎、失眠、阳痿、早泄、头痛、糖尿病、闪腰、岔气、头晕眼花、腰酸背痛、急性肾炎、膀胱结石、小便不通、死胎不下。

取穴：当第十四脊椎下旁开一寸五分处是穴。

手术：针深八分至一寸。

说明：水腑穴位置与膀胱经之肾俞位置相符。

【三江穴】

部位：包括第十三椎下之分线穴起，每下一节一穴，其顺序为水分、水克、水管、六宗、凤巢、主巢七穴及十四椎下旁开四指之六元、六满、六道、华巢、环巢、河巢六穴（两边共十二穴）。

解剖：有腰背筋膜、棘上韧带及脊间韧带。（血管）分布腰动脉后支、棘突间皮下静脉丛，及腰神经后肢内侧支，有强韧的骶尾带，有骶中动静脉脉后支及棘突间脉丛。（神经）有尾骨神经分支分布，上臀神经、坐骨神经、下臀神经。

（肾神经及六腑神经）

主治：经闭、子宫炎、肠炎、闪腰、岔气、急性肠炎。

取穴：详上述部位。

手术：用三棱针出血。

说明及发挥：※三江穴包含两侧之双河穴及中央十三椎下每下一椎一穴之连续七穴，计有三行，故称为三江穴。除治疗上述症状外，亦含有双河穴之疗效，可记为"十三椎下连七穴，十四旁三连六穴"。

【双河穴】

部位：包括第十四椎下之六元、六满、六道、华巢、环巢、河巢六穴（两边共十二穴）。

解剖：在骶棘肌起部和臀大肌起始部之间。（血管）

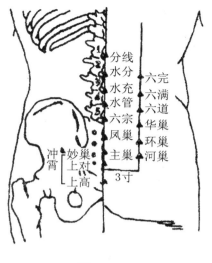

图 11-10

有骶外侧动、静脉后肢外侧支分布。（神经）第二、三骶神经后支外侧支，并有交通支与第一骶神经交通，又有腰五神经后支。

（肾神经、六腑交叉神经）

主治：手臂痛、肩背痛。

取穴：详上述部位。

手术：用三棱针出血。

注意：出黑血有效，出红血无效。

说明及发挥：※双河穴亦为两行，位置为自第十四椎旁开三寸起，每下一椎旁开三寸各一穴，计六穴，两侧合计十二穴，其位置分布与膀胱经符合，记为"十四

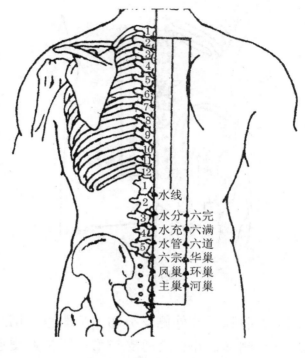

水线

水分 · 六完

水充 · 六满

水管 · 六道

六宗 · 华巢

凤巢 · 环巢

主巢 · 河巢

图 11–11

旁三连六穴"。

【冲霄穴】

部位：包括第二十椎下之妙巢穴，二十一椎下之上对穴及上对穴下之一寸之上高穴，共三穴。

解剖：（肌肉）小臀肌。（神经）上臀神经、皮神经、坐骨神经。（血管）上臀动脉、静脉。

主治：小脑痛、小脑发涨、项骨正中胀痛。

取穴：详上述部位。

手术：用三棱针出血。

说明及发挥：※冲霄穴治疗上述各症及后头痛，确具卓效。

第十二章

前 胸 部 位

【喉蛾九穴】

部位：在喉结及其上一寸与下一寸五分处，另加该三处各左右旁开一寸五分处，共九穴。

解剖：（神经）由皮下组织通过颚舌骨肌、颐舌骨肌而达到舌骨体，在此分布着舌下神经分支、舌神经以及颈横神经。（血管）舌动静脉。

（肺神经）

主治：喉蛾、喉痛、甲状腺炎、喉痒、痰塞喉管不出（呼吸困难，其状如哮喘）。

取穴：详上述部位。

手术：用三棱针放血。

注意：扎针时需将穴部皮肉捏起，以免扎伤筋及软骨。

说明：喉蛾九穴因治喉蛾（白喉），并且有九穴而得名。

【十二猴穴】

部位：平行锁骨下一寸三分处共三穴，再下一寸五分处又三穴，两边总共十二穴。

解剖：胸大肌中的间外韧带、肋间内肌。（血管）有肋间动静脉，左右各为肺脏。（神经）锁骨上神经、肋骨神经。

（肺神经）

主治：喉痧、哮喘、干霍乱。（伤寒、重感冒、霍乱均会引起喉痧）

取穴：详上述部位。

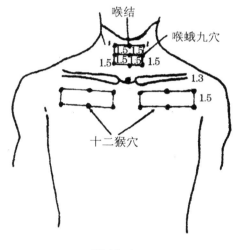

图 12-1

手术：用三棱针出血。

说明及发挥：※十二猴穴因治喉痧（猩红热），并且有十二穴而得名。

【金五穴】

部位：在胸骨上端半月状之下陷凹处为金肝穴，每下一节为一穴，其顺序为金阴、金阳、金转、金焦共五穴。

解剖：（肌肉）胸大肌，胸小肌，深层则为肋间、内外肌。（血管）有胸肩峰动脉、静脉及胸外侧动脉、静脉分支。（神经）布有胸前神经分支，内部有肺脏。

（心神经、气管神经）

主治：干霍乱、消化不良（胃胀）、胁痛、气管不顺、各种痧症。

取穴：详上述部位。

手术：用三棱针出血。

说明及发挥：※金五穴之金肝穴即任脉之天突穴，其下之金阴、金阳、金转、金焦四穴亦即任脉璇玑、华盖、紫宫、玉堂等穴。

【胃毛七穴】

部位：从歧骨下缘陷凹处起，直下一寸一穴，共三穴。旁开一寸五分各两穴（两边四穴）。

解剖：（肌肉）在腹直肌内缘。（血管）有腹壁上动、静脉。（神经）分布着第七肋间神经，右侧当立位时为肝下缘，卧位时为胃幽门部右侧。

（心胃交叉神经）

主治：羊毛痧、胃病、各种霍乱、心跳、胃出血。

取穴：详上述部位。

手术：用三棱针出血。治羊毛痧则需抽出毛丝。

说明及发挥：※因此胃毛七穴之位置应系鸠尾、巨阙、上脘（以上三穴属任脉），及两旁之不容、承满（属胃经）内侧各五分一穴，两侧计四穴，总共七穴，

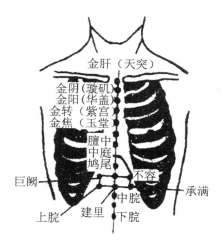

图 12-2　金五穴及胃毛七穴

位于胃部附近，并以治胃病为主，故称胃毛七穴。

【腑巢二十三穴】

部位：肚脐直上一寸一穴共二穴，肚脐每下一寸一穴共五穴，肚脐旁开一寸一穴，其上一穴，其下二穴（共四穴，两边共八穴），肚脐旁开两寸一穴，其上一穴，其下二穴（共四穴，两边共八穴），总共二十三穴。

解剖：（血管）腹壁下动、静脉分布。（神经）第八、第九肋间神经前支的内侧皮支，内部为小肠。（肌肉）腹外斜肌、腹横肌。

（六腑神经）

主治：肠炎、子宫炎、肾炎、肾痛、脐痛。

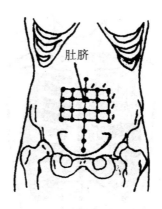

图 12-3　腑巢二十三穴

取穴：详上述部位。

手术：用三棱针出血。

说明及发挥：※腑巢二十三穴虽有二十三穴之多，但并不是每穴皆用。在精穴简针原则下，一般只针以肚脐为中心，四旁各开一寸之穴位为主，随病情之严重而向四方扩张用穴。

董氏奇穴原书，原仅有穴位部分，而无治疗学。本编之治疗学，系笔者追随董师学习多年，并综合个人临床十余万人次之经验整理编写而成。其临床效果，多经验证，值得广泛发挥应用。

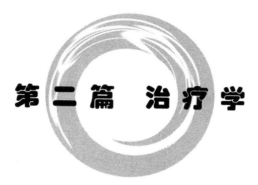

第二篇　治疗学

第一章

头 面 颈 项

一、头部

（一）头痛

1. 针侧三里、侧下三里，并针肾关，留针四十五分钟；轻症二三次，重症四五次，即可不发。

2. 针灵骨，立可缓和疼痛。

3. 背部五岭穴点刺，亦可立止头痛。

（二）偏头痛

1. 针侧三里、侧下三里，效果甚佳。

2. 针中九里（风市），效果亦佳。

3. 三重、四花外穴，用三棱针点刺放血，亦可立止疼痛。

4. 太阳穴部位疼痛，针门金效果甚佳。

（三）后头痛

1. 冲霄放血，立止疼痛。

2. 针正筋、正宗效果亦佳。

（四）前头痛

1. 针火菊立止疼痛。

2. 四花中点刺，效果亦佳。

3. 五虎四。

（五）头晕

1. 高血压的头晕，先在背部五岭穴点刺放血，再针火硬，立降血压，并止晕眩。

2. 脑贫血的头晕，针通关、通山、通天。

（六）脑神经不清

1. 针正会，镇静，再在三重穴放血。

2. 针下三皇效果亦佳。

（七）脑膜炎

1. 三重，用倒马针法。

2. 四花外点刺，再针正筋。

（八）脑瘤

1. 先针州昆、州仑、火光，再在三重穴用倒马针法。

2. 配上瘤穴，效果更佳。

（九）脑骨肿大

针正筋，配上瘤穴，效果更佳。

（十）脑积水

针正筋、上瘤，有良好效果。

二、眼疾病

（一）视力模糊（视物不清）

高血压引起的眼花，五岭穴放血，再针下三皇。

（二）偷针眼

1. 针灵骨，左右交刺，一两次即愈。
2. 脾俞、胃俞点刺出血少许，效果亦佳。

（三）目赤（角膜炎）

1. 耳尖放血，效果甚佳。
2. 背后肝俞点刺出血少许，效果亦佳。
3. 加针上白穴，效果更佳。
4. 背部五岭穴点刺。
5. 驷马穴。

（四）目干涩

1. 针明黄有效。
2. 配复溜（光明）效更佳。

（五）两眼睁不开

1. 针叉三、火菊，即可睁开。
2. 针光明、人皇。

（六）沙眼

眼皮上的红点，用针点刺出血，效果很好。

（七）视线模糊（视四指如五指）

针明黄，留针，捻转即愈。加针复溜，效更佳。

（八）散光

针中白有效。

（九）眼球歪斜

针下三皇，极有效。

（十）眉棱骨痛

针火菊特效。

（十一）白内障

1. 针下三皇，长期治疗有卓效。
2. 针肾关、光明。

（十二）夜盲

针夜盲穴特效。

（十三）见风流泪

1. 针木穴特效。
2. 针下三皇，效果亦佳。
3. 久年老病，可于三重穴先行点刺。

（十四）眼跳

1. 针侧三里、侧下三里、肾关。
2. 针风市、复溜。

（十五）青光眼

针下三皇、光明，有卓效。

三、鼻疾病

※鼻部各病，驷马穴皆有特效。

（一）鼻干

针驷马穴。

（二）鼻塞

1. 感冒鼻塞，针肩中，有卓效。
2. 侧三里留针半小时，亦有效。
3. 针门金亦有效。

（三）鼻膜炎（含过敏性鼻炎、慢性鼻炎）

驷马、通天、通关。

（四）酒渣鼻（鼻头红晕）

1. 正本用三棱针或七星针点刺出血，三四次即愈。
2. 背部脾俞、胃俞点刺出血亦有卓效。

（五）鼻衄（鼻出血）

针肩中立止。

四、耳疾病

（一）中耳炎

外踝四周散刺出血。

（二）耳痛

三重、四花外，同时点刺出血。

（三）耳内胀

曲陵、中白，留针半小时。

（四）耳鸣

1. 泻驷马，补肾关，可即停止。
2. 曲陵用泻法，再补明黄，亦可停止。
3. 针驷马，无名穴放血。
4. 驷马、肾关。
5. 中九里。

（五）聋哑

1. 先三重放血，再驷马穴六针同下。
2. 总枢穴点刺出血。

五、口舌齿疾病

（一）下颌骨痛（口不能张）

1. 针火硬，配解溪效果更佳。

2. 耳背点刺。

（二）口眼歪斜

1. 四花外点刺，再针侧三里、侧下三里。
2. 三重点刺，再针驷马、通肾。

（三）舌强难言（中风失语）

针肩中，配商丘更佳。

（四）舌下肿

针侧三里、侧下三里有效。（可于金津、玉液点刺出血效果更佳）

（五）口内生瘤

四花中点刺、针四花上。

（六）牙痛

1. 针灵骨，交刺侧三里、侧下三里。
2. 针四花外亦有效。

六、颜面疾病

（一）颜面神经抽掣

1. 针侧三里，侧下三里及中九里（风市）有效。
2. 面部神经紧张，驷马。
3. 针腕顺一、二。

（二）面麻

1. 三重放血，针侧三里、侧下三里。
2. 半面脸麻痹，风市、侧三里。

（三）颧骨疼痛

1. 三重点刺出血。
2. 针侧三里、侧下三里。

（四）三叉神经痛

侧三里、侧下三里（外膝眼）。

七、咽喉疾病

（一）鱼骨刺喉

针足千金有特效。

（二）喉痛

1. 耳后青筋放血。
2. 三重穴放血。
3. 足千金放血。

八、颈项疾病

（一）颈疬（瘰疬）

1. 针三重、六完，取患侧穴位非常有效。
2. 先于三重放血，再针承扶、秩边，效果极佳。

（二）大颈疱

1. 先于三重放血，再针侧三里、侧下三里。
2. 针足千针、足五金。

（三）甲状腺眼突

驷马。

（四）颈项皮肤病

针肩中有效。

（五）项强（颈痛）

1. 针正筋、正宗立能转侧。
2. 花骨一穴。

（六）痄腮（腮腺炎或耳下腺炎）

耳背放血。

（七）肩颈痛

肾关上、髀关。

（八）落枕

1. 重子、重仙。
2. 正筋、正宗。
3. 木留。

第二章

四 肢 躯 干

九、上肢疾病

（一）手指麻

针肾关、复溜特效。

（二）食指痛

1. 针四花中穴特效。
2. 五虎一特效。

（三）手酸

针侧三里、侧下三里。

（四）中指（趾）麻

针通关、通山。

（五）指关节痛

1. 针五虎一特效。

2. 针人士。

（六）腕关节痛

针侧三里、侧下三里特效。

（七）腱鞘炎

五虎一特效。

（八）手臂不能举

1. 针肾关特效（对侧）。
2. 针四花中亦特效（同侧）。
3. 针足千金、足五金效果亦佳。
4. 花骨二穴。

（九）手痛不能握物

1. 针对侧侧三里、侧下三里。
2. 重子、重仙。
3. 肾关。

（十）肩关节扭伤

针法同手不能举。

（十一）上臂痛

1. 针对侧侧三里、六完有效。
2. 再在对侧上曲，用三棱针放血。
3. 左臂痛，在膝眼下针即愈，四花中放血亦效。

（十二）肩凝（五十肩）

1. 针法同手臂不能举。
2. 针肩中亦有效。

（十三）肩痛

1. 针法同肩凝。
2. 肾关、九里。

（十四）肩峰痛（发肿）

1. 通肾、通胃、通背。
2. 九里、侧下三里。

（十五）肘关节痛

1. 针灵骨特效。
2. 中九里亦效。
3. 四花中特效。

（十六）手抽筋

针对侧火山。

（十七）两手拘挛

泻曲陵，针肾关。

十、下肢疾病

（一）坐骨神经痛

1. 针灵骨、大白特效。

2. 针鼻翼亦特效。

3. 金林点刺亦佳。

4. 委中青筋点刺特效。

（二） 大腿痛

1. 针叉三特效。

2. 金林点刺亦特效。

3. 针七里、九里。

（三） 脚抽筋

1. 针正筋。

2. 针次白。

（四） 足跟痛

1. 委中青筋点刺特效。

2. 针五虎五。

（五） 足酸难行

针次白，或委中青筋上放血。

（六） 腿软无力（兼心跳）

1. 针肩中、通天特效。

2. 针木枝亦佳。

（七） 脚麻

1. 外驷马。

2. 再针对侧肩中。

（八）趾麻

针下三皇。

（九）腿冷痛

1. 双凤穴点刺出血。
2. 再针通天、通胃。

（十）膝盖冷痛

1. 针单侧通天、通山。
2. 肩中。

（十一）膝盖痛

1. 针肩中有特效。
2. 三金穴点刺对年久膝痛尤有特效。
3. 中间亦有效。
4. 胆穴。
5. 心门。

（十二）踝扭伤

1. 委中点刺出血特效。
2. 针五虎四。
3. 针小节尤其特效。

（十三）脚痛不能履地

针对侧九里，下针即愈。

（十四）下腿风湿痛

针对侧九里。

（十五）脚痛

背心穴及双凤穴点刺。

（十六）小腿胀痛（酸痛）

1. 针次白特效。
2. 针肩中亦佳。
3. 精枝放血尤佳。

（十七）大趾生瘤

针天皇、通肾。

（十八）两腿酸

1. 刺背面穴出血即愈。
2. 水通、水全。
3. 对侧之七里、九里。

（十九）脚掌（背）痛

五虎三、四。

（二十）脚趾痛

五虎三。

十一、胸腹病

（一）胸腹侧痛（压痛）

针驷马穴，倒马针法。

（二）胸膜炎

四花中点刺，再针驷马穴。

（三）小腹侧痛

针驷马、通天、通胃。

（四）肋膜炎（肋间神经痛）

针驷马。

（五）腹中绞痛（绞肠痧）

腑巢二十三穴点刺。

（六）胸闷

1. 火山、火陵同时下针（禁用双手）。
2. 四花中点刺甚佳。

（七）少腹痛

1. 针门金，特效。
2. 针肝门、曲陵，针向下刺亦效。

（八）肚脐周围痛及腰痛

腕顺一、二。

（九）大肠部胀痛

1. 针肠门。
2. 针门金。

（十）腹胀

1. 针曲陵、门金。
2. 腹胀痛，单针门金。
3. 针灵骨、大白。

（十一）胸部打伤

1. 针驷马穴。
2. 四花中，外点刺亦佳。

（十二）胸腹部任脉线上痛

针水相穴。

（十三）胸连背痛

1. 针驷马，然后承山。
2. 肾关。
3. 上白。

十二、腰背病

（一）背痛

1. 单背痛，针重子、重仙立止痛。
2. 双背痛，针正士、搏球。

3. 针通天、通背亦有效。

4. 针驷马穴亦特效。

（二）背连下腿痛

针马快水，有卓效。

（三）肩背痛

1. 针重子、重仙特效。

2. 针通肾、通胃、通背亦特效。

（四）背脊畸形

明黄、其黄、通天，下针有效。

（五）脊椎长骨刺

1. 委中点刺有卓效，配合针明黄更佳。

2. 针九时，腕顺一穴亦特效。

3. 四花中、副。（四花中、副又当削骨针用）

（六）脊椎压痛

针同（脊椎长骨刺）

（七）脊椎闪痛

1. 针正筋、搏球有效。

2. 委中点刺有特效。

3. 七里、九里。

（八）腰痛

1. 水金、水通，有效。

2. 二角明有效。（向外扎）

3. 委中放血，亦有效。

4. 针下三皇亦有效。

5. 马金水颇有效。

6. 灵骨、大白亦极有效。

（九）肾虚腰痛

1. 针中白，配腕顺一更佳。

2. 水金、水通有效。

3. 肾关配复溜亦极有效。

（十）闪腰岔气

1. 针马金水、水通有效。

2. 针二角明。

3. 委中，用三棱针点刺放血，效果尤速。

（十一）脊椎正中线痛

委中点刺出血，再针双昆仑。

（十二）尾椎痛

大都（海豹）。

第三章

脏 腑 疾 病

十三、心脏病

（一）真心痛（心肌炎）（心绞痛）

火包穴，三棱针点刺放出黑血，有特效。

（二）心下胀

1. 针心门。

2. 针通关、通山亦有效。

（三）心跳过速

1. 心门有特效。

2. 针通关、通天亦有效。

3. 四花中、外，点刺放血亦有效。

（四）心肌麻痹

1. 曲陵放血极有效。

2. 四花中、外，放血亦佳。

（五）心口痛（心侧痛）（风湿性心脏病）

1. 通关、通天、通山。
2. 四花中、副，点刺出血亦佳。

（六）心两侧痛（血管硬化）

四花中、副，点刺放出紫黑色血。

（七）心肌炎

针心门。

十四、肝胆病

（一）肝硬化

1. 肝俞点刺出血，再针上三黄。
2. 上曲用三棱针点刺放血，再针肝门、明黄。

（二）肝炎

针肝门、明黄，不论急性、慢性，均有特效，加针肠门更佳。

（三）胆囊炎

针天黄、明黄、其黄三穴，左右足同针。

（四）胆石痛

针木枝穴特效。

十五、肺病

（一）肺部胀闷（肺气肿）

四花中、外穴三棱针点刺，出血立舒。

（二）肺炎

针重子、重仙、大白。

（三）支气管炎（咳嗽）

针水金、水通特效。

（四）肺结核

四花中、外穴点刺，再针驷马极效。

（五）气喘

1. 水金、水通特效。
2. 大白、重子、重仙亦有效。
3. 土水穴特效。

十六、脾胃病

（一）脾肿大

1. 针木斗、木留。
2. 针三重穴。

（二）胃病

四花中、外穴点刺出血，再针通关、通山，特效。

（三）胃穿孔（胃溃疡）

针同（胃病）。

（四）呕吐

1. 总枢穴点刺特效。
2. 四花中点刺亦有效。
3. 针水金、水通亦有效。

（五）胃酸过多

1. 针天皇、肾关。
2. 针通天、通胃。

（六）急性胃痛

1. 四花中点刺特效。
2. 针土水穴。

（七）反胃

1. 针天皇、肾关。
2. 总枢穴点刺出血。

（八）胃炎

针门金。

（九）食欲不振

灵骨。

（十）十二指肠溃疡

1. 四花中、外点刺特效。
2. 解溪穴附近点刺亦效。

十七、肾、膀胱病

（一）肾炎

1. 针通肾、通胃、通背甚效。
2. 水俞，三棱针刺出黄水。

（二）肾结石

针马金水穴。

（三）水肿

1. 针通天，治腿肿。
2. 针通肾、通胃、通背，治脸肿、全身肿。

（四）膀胱结石

针马快水。

十八、大小肠病

（一）急性肠炎

1. 四花中、外，点刺特效。
2. 针门金亦特效。

（二）肠炎

1. 针门金特效。

2. 肠门、足千金。

（三）小腹胀

腕顺一、二。

（四）肠出血

四花中、外穴点刺出血，再针姐妹穴。

（五）痔

1. 委中出血特效。

2. 其门、其正、其角亦效。

（六）小肠疝气

1. 内踝至三阴交一带点刺出血。

2. 大间、小间、外间、中间、浮间任选三至四穴用针。

（七）盲肠炎

四花中、外穴点刺出血有奇效。

第四章

其 他 疾 病

十九、前后阴病

（一）睾丸炎

内踝至三阴交一带点刺出血。

（二）尿意频数

1. 针海豹、木妇特效。

2. 针马快水亦可。

3. 肾关尤具特效。

（三）淋浊

1. 针通肾、通胃、通背。

2. 马快水。

（四）遗精

针下三皇。

（五）小便出血

针下三皇。

（六）尿道痛

1. 针李白、云白、浮间。
2. 马快水。
3. 灵骨、火主。

（七）小便癃闭

1. 针肩中、云白、下曲。
2. 针下三皇。

（八）龟头炎

针下三皇，加中极更佳。

（九）阳痿早泄

针下三皇，配水金、水通更佳。

二十、妇科病

（一）子宫痛

1. 针妇科穴特效。
2. 还巢可作配穴。

（二）输卵管闭塞

1. 针妇科穴特效。

2. 还巢、木妇可作配穴。

（三）子宫瘤

1. 还巢、姐妹三。
2. 重子至重仙直线上点刺，再针还巢。
3. 妇科穴亦特效。

（四）赤白带

1. 针还巢。
2. 针妇科穴。
3. 针姐妹三、木妇。
4. 针通肾、通背、通胃亦效。

（五）阴肿

1. 针还巢。
2. 针妇科穴。

（六）阴道炎

1. 针云白、海豹。
2. 针妇科穴。

（七）子宫炎（经痛）

1. 针木妇。
2. 针妇科穴。
3. 门金穴特效。

（八）子宫病

1. 针水曲。
2. 妇科穴。

（九）难产

针火包。

（十）久年不孕

1. 妇科穴特效。
2. 还巢穴亦有效。
3. 妇科、还巢，左右交刺尤效。

二十一、中风症

（一）半身不遂（偏枯）

1. 灵骨、大白特效。
2. 九里倒马亦特效。
3. 对侧重子、重仙，效亦佳。
4. 肾关。
5. 正会、后会。

（二）中风（昏迷不语）

正会、前会、后会、灵骨。

（三）中风舌强不语

商丘、正会。

（四）四肢发抖（帕金森病）

1. 肾关、复溜、明黄。

2. 明黄、其黄、肾关。

3. 正会、前会、木枝。

（五）中风手拘挛

针对侧重子、重仙有效。

二十二、难症

（一）高血压

1. 五岭穴之（第四胸椎至第七胸椎两旁一寸半，膀胱线上的厥阴俞至膈俞）火云至土泄，点刺放血。

2. 委中青筋点刺出血。

3. 四花中、外，点刺出血。

4. 中白穴亦有效。

（二）黄疸

针上三黄。

（三）糖尿病

针涌泉、下三皇（针向内斜刺）。口渴加针通肾。

（四）四肢浮肿

针下三皇、通天。

（五）风疹

1. 天皇至人皇线上及门金点上放血，再针驷马、九里。

2. 耳背点刺出血特效，再针驷马、九里。

（六）失眠

针下三皇配镇静，效果极佳。

（七）发高热

1. 针大白退热效果极佳。
2. 背部五岭穴点刺亦佳。

（八）酒醉

刺耳环出血，配针素髎更佳。

（九）癫痫

背部第三椎旁开寸半之金吉、金陵（即肺俞、厥阴俞），点刺出血，经过一个疗程即愈。

（十）昏迷

神志昏迷，刺火硬、正会、前会，并于五岭穴点刺。

（十一）解晕针

针手解穴，透下白，一针即醒。

（十二）解经血错乱

针解穴。

（十三）感冒

1. 五岭穴点刺出血，热度即退。
2. 鼻塞取侧三里，一针即通。

（十四）失音

针失音穴。

（十五）霍乱抽筋

四花中、外点刺出血，针搏球。

（十六）脂肪瘤

1. 针明黄有特效。
2. 外三关亦有效。

（十七）静脉瘤

瘤的上下静脉放血。

（十八）血管硬化

1. 委中点刺有效。
2. 四花中、外点刺亦有特效。
3. 五岭穴（四至七椎旁开寸半及三寸）点刺亦有特效。

（十九）白细胞过少

针其黄、肝门。

（二十）红细胞过少（再生障碍性贫血）

1. 针肝门。

2. 三黄亦有效。

（二十一）白细胞过多

针三黄有特效。

（二十二）睡中咬牙

针四花下有特效。

（二十三）精神疲劳

1. 针叉三可消除疲劳。

2. 针鼻翼可预防疲劳。

（二十四）皮肤敏感

驷马穴特效。

（二十五）牛皮癣

1. 驷马特效。

2. 耳背刺血亦特效。

（二十六）青春痘

1. 驷马特效。

2. 耳背刺血亦特效。

3. 背部刺血亦特效。

董氏对"十四经穴"主治病证之修订

董景昌原著

王作民简按

【肺经】

1. 云门、中府——用三棱针治喉痧。

喉痧为肺胃蕴热，以致咽喉暴痛热腐，且兼痧症者。而中府为肺之募穴，可清宣上焦，疏调肺气；云门则可治气瘿上气胸满。二穴以三棱针出血，不但于喉痧有效，兼为治疗气管炎及喘息的特效穴。

2. 天府、侠白——治心经之坐骨神经痛。

侠白穴对神经性心悸亢进症及肋间神经痛有卓效；再加天府为其倒马针，则可治心经之坐骨神经痛。

3. 尺泽、孔最——治肺经之气喘。

尺泽为肺经之合穴，肺气由此进入内脏而具调肺气之功，凡肺经实热皆可泻之，即具泄肺火、降逆气、清上焦热之性能。再配以肺经郄穴之孔最，其润肺、清热、解表之功效，两相参合，于气喘之证，大有裨益。如再加配曲池、合谷二穴，功效更彰。

4. 列缺、鱼际——治全身之骨痛酸麻。

列缺为别走大肠之络穴，与任脉、照海有一定之关系，且与肾经相关联，能逐水利气。鱼际能清热利气，故行胃中湿热出循阳道。针列缺宜透太渊，鱼际宜透劳宫，则全身之骨痛酸麻有立已之功。

5. 少商——用三棱针治鼻衄，三岁前之小儿用手轻捏此穴五分钟即止，不须用针。

少商为肺气开出之井穴，点刺出血，有消炎、退热、收缩脑部血管的效用，故可用治鼻衄。又李文宪常以此穴主治暑气及喉科诸病甚效。

【大肠经】

1. 扶突、天鼎——用三棱针治喉炎。

扶突对咳逆喘息，喉中如水鸡声，咽喉不利，暴喑气哽咳多唾有效。天鼎则治失音、喉痹咽肿。用针时，循二穴之青筋处出血，立可消炎，喉炎立效。临床上扁桃腺炎及喉头炎，皆有效验。

2. 温溜、下廉——治脚痛（单用）及坐骨神经痛。

温溜为大肠经之郄穴，能清邪热、通气血，辅以下廉治痹之功，于脚痛时针健侧之温溜、下廉。坐骨神经痛，则两手并取之。

3. 合谷、曲池——治头痛（双用）。

二穴用治头面耳目口鼻诸疾之功效，众所周知。

4. 合谷——用治腹部痛。

合谷为增强自然治愈力之原穴，能通降肠胃，升清降浊，故可治腹痛。

5. 臂臑——治高血压之头晕（双用）及脚痛（单用）。

臂臑有疏通经络、止痛镇痛之作用，故其双用、单用可治高血压之头晕及脚痛的症状。（单用时针健侧）

6. 手三里——治手麻。

本穴有消炎之效，可减低各部神经痛，疏通病灶血行。临床时，其酸麻胀之感应可扩散至前臂，故治手麻。

【胃经】

1. 巨髎——针下三分治腰痛（双用）及脸面麻痹。

巨髎为手足阳明、阳跷脉之会，向治面神经痛及麻痹，而景师又独创针下三分治腰痛，以弘本穴之效用。

2. 颊车、地仓——治口眼歪斜，颊车针向地仓，地仓针向颊车。

历来各家皆以此二穴为治口眼歪斜之特效穴，唯宜注意针法，庶能立收疗效。又二穴收效有限时，可于患侧口内青筋紧硬处以三棱针出血。

3. 大迎、人迎、气舍——用三棱针治喉炎。

大迎开关通络，祛风调气；人迎清热平喘；气舍疏气降逆。临床时，于斯三穴及天鼎、扶突二穴之青筋处出血，并治喉炎。

4. 缺盆、气户、库房——用三棱针治喉痧。

三穴以三棱针出血，有疏散喉头蕴热之功，故可治喉痧。

5. 缺盆、气户、库房、屋翳——治干霍乱。

上三穴再配以善疏风止痛之屋翳，仍以三棱针出血，则干霍乱可立止。

6. 外陵——开气、治肚胀。

外陵当脐下一寸旁开二寸处，善治心如悬饥，引脐腹痛。

7. 髀关——治感冒。

髀关疏风散寒，用治感冒须加倒马针，而以拔火罐施术，收效更伟。

8. 伏兔——治心跳、心脏病。

本穴为脉络之会，与血液循环有关，系调整心脏及血液病变之要穴，故可治心跳、心脏病。施术时宜加倒马针。

9. 足三里——补气、止汗。

本穴为合穴，为土中真土，胃之枢纽，培后天精气之根本，能降上逆之浊气，升下陷之清气，故能补气、止汗。

10. 足三里、承山——治转筋霍乱、抽筋。

足三里疏通经络，调和气血，与膀胱经承山穴之舒筋凉血相配合，治转筋霍乱、抽筋之症，自有针下回春之效。

11. 上巨虚、条口、下巨虚——用左腿三穴，治骨头凹陷、眼睛神经萎缩。

此三穴所以培后天之气以救先天之肾水也。乃景师之匠心独运也。

12. 陷谷——治腹部胀痛。

《百证赋》云："腹内肠鸣，下脘陷谷可平。"盖如是也。

13. 犊鼻——用三棱针治唇生疮。

犊鼻有通经活络、疏风散寒、消肿止痛之功。一般皆以治膝关节之主穴，而景师独以三棱针治唇生疮，实有夺造化之功之神妙也。

【脾经】

1. 大都、太白——治子宫瘤、小腹胀。

大都健脾和中，太白调气机、助运化，二穴互为倒马，于子宫瘤、小腹胀之证，有相当之疗效。

2. 公孙——治伤寒、腰痛。

公孙为别走胃经之络穴，与奇穴之火菊穴相符，可治伤寒腰痛。至其功效之大用，参考拙著之《针灸经穴学》247～249页即知。

3. 三阴交——治淋病、阳痿、早泄、遗精、腰脊椎骨痛、脖子痛、头晕、手麻、糖尿病、蛋白尿、小便出血、肾脏炎。

本穴为肝、肾、脾三经之交会，穴性为补脾土、助运化、通气滞、疏下焦、调血室精宫、祛经络风湿。能于补脾之中，兼能补肾阳而养肝血，具气血两补之功。故历来针灸家皆重视本穴，盖所见略同。

4. 地机、漏谷、三阴交——治面神经麻痹。

三穴合用，有排泄瘀血之功，而补脾土亦所以治面神经麻痹也。或以足三里、条口施术，亦有效焉。

5. 血海——治小儿发惊风，小儿夜哭，只以手揉3～5分钟可也。

血海有疏泄脾经湿热之功，以治小儿惊风及夜哭，诚有效验。

6. 阴陵泉——治胃酸过多、反胃（倒食症）、肾炎、糖尿病、尿蛋白、头晕眼花、腰酸背疼、眉棱骨痛等。

本穴能清化湿热，通利中、下二焦，因之有清理脾热、宣泄水液、行痹镇痛及通利小便之功。配合足三里，出针后可以便泄如注。配合奇穴之肾关，治胃酸过多、反胃等。配合复溜或三阴交，可治肾炎、糖尿病、尿蛋白，反胃等。单用可治眉棱骨痛。

7. 箕门——治肝病、肝硬化、肝大。

《素问·刺禁论》："刺阴股，中大脉，血出不止，死。"后世遂以箕门为禁针穴，莫敢试之。唯近人承淡安氏主针三至五分，不可过深。然承氏亦过于拘束者，遂使箕门治肝之疗效湮没无闻。景师直以"刺禁"者为示人手法所当慎之者，非即"禁刺"。遂主下针一寸五分至二寸五分，或上下再加倒马针，因之治愈肝病患者亦多矣。

8. 冲门、府舍——治子宫瘤、风湿性心脏病、全身无力。

由各家载述，二穴为下焦病变之要穴，而景师以治上述各症，有意者可试之。

9. 周荣、胸乡、天溪——用三棱针出黑血治支气管炎吐黄痰。

此又景师善用三棱针之一证明也。临床上确有相当之效验。

【心经】

1. 通里——治心经之大腿后坐骨神经痛。

本穴为别走小肠之络穴，有镇静安神、调心气的作用，因之对心火、肾阳虚弱的坐骨神经痛颇具效果。

2. 少府——晕针之解穴，及扎后之上身发麻（左麻用右穴，右麻用左穴）。

景师有感于晕针及扎后之上身发麻，与心经有一定之关系，遂以有宁心调神性能之少府为手解穴。

【小肠经】

1. 前谷、后溪——治心经之头晕、耳鸣。

后溪为心经之俞土穴，能清神志、祛内热、通督脉、固表分，故有清热、祛风、醒脑、开郁、镇痛之功。以后溪为主穴，前谷为倒马，正以治心经之头晕、耳鸣。

2. 肩贞、臑俞——治肺经之坐骨神经痛。

据各家载述，二穴为治肩凝、肩胛痛之主穴，景师由"金火制化""以阳治阴"悟入，以治肺经之坐骨神经痛。

3. 腕骨——治眼痛。

为小肠经之原穴，疏太阳经邪而清小肠实热，即具清热、发汗、散瘀、化湿之功，而于眼科可治白膜翳及目出冷泪、生翳等之眼痛症。

4. 肩外俞、曲垣——治小腿外侧痛。

据各家之载述，二穴为治肩胛痛之要穴，而景师以之治小腿外侧痛，及"下病上取"原则之治疗法。

【膀胱经】

1. 通天、承光、五处——治手发抖、半身不遂。

通天可治口歪、项强、头晕，承光可医口歪眼斜，再加以有宣泄风热效用之五处，三穴合用，对脑部神经受损所致之手发抖、半身不遂等症，有一定之刺激疗效。

2. 神堂、膏肓、魄户、附分、心俞、厥阴俞、肺俞、风门、大杼——用三棱针治高血压、重感冒。

放血所以刺激浅层皮层神经，而发生疏导作用也，效果相当满意。

3. 膏肓——用三棱针治膝盖关节炎。

一般取穴治膝盖关节炎效果不佳时，取膏肓及神堂、譩譆三穴（即奇穴之三金穴），以三棱针于患侧出血,再针奇穴之肩中穴或吾善用之内关穴,鲜有不立觉舒适者。

4. 神堂、膏肓、魄户——治鼻炎、耳鸣、羊狗疯。

三穴皆能宣通肺气,益气补虚。尤其膏肓一穴,尤宜于慢性病之治疗,故合用有上述之效果。

5. 三焦俞、肾俞——治脊椎骨弯曲。

对腰部脊椎骨弯曲,浅刺2~3分,共4针,数日内必收良效。

6. 秩边、承扶——治扁桃腺瘤、扁桃腺癌。

二穴皆具舒筋活络之效,其治扁桃腺瘤,已经临床实验证明有效,至于扁桃腺癌,因无临床报告,故可暂时保留。

7. 承山、承筋——治肩背痛。

二穴对肩背凝重之证甚效,尤以三棱针出血更佳。

8. 跗阳——治脊椎骨痛、脖颈痛。

《针灸甲乙经》谓跗阳能治"痿厥、风头重",故于治膀胱经产生之脊椎骨痛及脖颈痛,皆有作用。

9. 心俞、督俞——治脊椎骨突出。

二穴对五、六椎间之脊椎骨突出症,有相当好之治疗效果,1次4针,留针3刻钟,即有意想不到之效果,盍不试之?

【肾经】

1. 俞府、彧中——治喉痧。

二穴合云门、中府,以三棱针出黑血,可治喉痧。

2. 幽门、通谷——治眼痛。

二穴合用，对目赤痛由内眦开始之症，深具疗效。

3. 太溪、水泉——治眼皮不能张开。

二穴可祛湿热，补土所以祛湿，故对于湿热所致之眼皮不能张开症有效。

4. 水泉——治脖颈痛、手麻。

水泉能通调气血，脖颈痛及手麻等气血不畅之症，俱可下取水泉一针以收大效。

【心包络经】

1. 大陵、内关、间使——治心经之坐骨神经痛、大腿后正中央痛。

以心包经络穴之内关为主穴，大陵、间使倒马，于心经方面的病变皆具疗效，而不止于心经之坐骨神经痛及大腿后正中央痛，尤对胸闷、心痛症有特效。

2. 中冲、少商（肺经）——用三棱针治喉痛。

二穴清热凉血，三棱针出血后，疏解炎灶，喉痛立已。

3. 曲泽——治拇指痛。

本穴针时，局部麻胀可放射至手指，而于拇指痛特具良效。

4. 内关、间使——能提脉。

提脉者，所以能振奋血管之神经，以促进血行也。故于心脏衰弱所引起之血液循环不良而致之各种疼痛，皆可治之。

【三焦经】

1. 臑会——治高血压之头晕。

臑会为手少阳阳维之会，能清利头目，故治上症。

2. 消泺——治脊椎骨弯曲、脊椎骨痛、手脚痛。

各家载述消泺可治寒热骨痛，故于火旺反克寒水所引起之脊椎骨弯曲、脊椎骨痛、手脚痛之症，皆可消烁之。

3. 支沟——治便秘。

本穴之主要功能在于清三焦、通腑气、降逆火，即所以治气运失常，阴凝固结，故以治便秘也。

4. 中渚、液门——治心脏病之风湿痛。

此二穴倒马，可治上、中焦壅热之证。凡三焦经虚证，皆可补之。尤于心脏病、风湿痛中之肩风湿痛，特具良效，可采透穴针法，以一针透二穴治疗之。

【胆经】

1. 中渎、风市——抬外臂痛，肋膜炎。

二穴顾名思义，则一以治湿——中渎，一以治风——风市，故于外肩臂之关节炎及肋膜炎之症，于健侧施针，无不高奏凯歌。又二穴于半身不遂之症，极有效验。

2. 阳辅、光明、外丘——治鱼骨鲠喉、乳痛。

三穴倒马，以治乳痛甚佳，唯于鱼骨鲠喉，则未能试之。

3. 临泣、地五会、侠溪——用三棱针治手腕痛。

三穴放血治手腕痛，乃于同侧施术，确有疗效。三穴倒马治之亦可。

4. 侠溪——治坐骨神经痛。

本穴穴性为清热、熄风、止痛，故于胆经实热所引起之肺经坐骨神经痛，均可泻侠溪治之。

【肝经】

1. 五里、阴包——治肝病、肝硬化、肝炎。

以肝经之五里、阴包治肝病、肝硬化及肝炎时，宜再加脾经之箕门穴，三针倒马，是为奇穴之上三黄，为治肝病变之良穴。

2. 膝关——治肾亏之坐骨神经痛，治上焦肾亏所引起之病。

本穴宜与奇穴之肾关穴合用，则效果更佳。

3. 中都配合谷、三阴交、曲池——治四肢浮肿。

以中都、三阴交主下焦之浮肿，曲池、合谷主上焦之浮肿，所以成通经络而逐水邪之功。

4. 大敦——治疝气，用三棱针出血后，灸三壮至七壮，初得甚效。

各家载述皆以大敦为治疝之主穴，皆取其舒筋调肝祛邪之功，而景师特书以治疗之细节及其验效之范围。治疗时加灸关元一穴，则效果更彰。

【任脉】

1. 上脘、中脘、建里、下脘——治胃痛。

治疗时，以四穴发挥集合穴之功能以治胃痛。若遇绞肠痧之急症时，可于肚脐之上下左右各三寸之部位，以三棱针出血，每边点刺三处，共十二针，即愈。

2. 上脘、中极，配天枢、合谷——治月经不调。

中极为治疗妇科诸病之名穴，再佐以上脘、中枢、合谷，则血气俱行，故治月经不调诸疾。

3. 阴交、气海、关元、中极——治小腹发胀，针下二寸（针前小便）。

四穴合用倒马，所以益精神气血而固元气，一切气疾，当之俱靡。故小腹发胀、气发不行者，垂手可愈。

【督脉】

1. 百会、后顶——治神经无力手发抖。

头为诸阳之会，百会为诸阳之首穴，有镇静脑中枢神经之效，再加后顶倒马，可治神经无力手发抖之书写痉挛症。

2. 风府、哑门——用三棱针治呕吐，行针时应将穴位捏起。

二穴所治之呕吐症，以脑震荡引起之呕吐症为主，因二穴皆不宜深刺，恐伤及延脑，竟致失音。故于手法上特标出"行针时应将穴位捏起"。

后记：综上所述，是乃"董氏对十四经穴，主治病证之修订"的简按，乃是景师对于十四经穴之发明与贡献；其着眼点纯在临床之效验上，故独出一格。由于笔者从景师习针术仅三年，加以资质愚鲁，故于精妙处尚不能完全悟解。故于本简介中，不无疑误者；而凡有疑误处，盖由笔者任责之，识者察之，庶无损于景师针术之精妙也。

附录二

董氏祖传简便食疗效方

1. 青皮鸭蛋二枚，醋二两，白糖二两，香油二两，共煎服治痰迷心窍。

2. 酸枣核炒熟研末，每服三钱，治失眠；生用亦每服三钱，治昏睡不醒。

3. 黄瓜初萌如指大时，用大肚小口瓶子罩上，让共长于瓶内，成熟后摘取泡酒服，治风湿病特效。

4. 茄子叶煎水洗冻疮特效。

5. 西瓜皮焙干为末，用黄酒冲服出汗，治闪腰岔气。

6. 丝瓜半斤，白糖一两，煎水服，治女人月经过多及血崩。

7. 红花虱母球（又名万点金）半斤，加猪蹄半斤炖服，治白眼球瘀血、肺出血、胃出血、大肠出血、痔血及妇女血崩。

8. 车前草五钱，加冰糖一两煎服，治女人血淋及男人小便过多。

9. 黄芪每服五钱煮水喝，治糖尿病、倒食、脾胃虚肚子胀，预防癌症。

10. 黄芪一两，虎骨胶八分，紫河车五分，蛤蚧一个，川牛膝三钱，高粱酒两斤，浸泡一月后，每天喝半两，治风湿病。

11. 白花草一斤红糖煎服，治急性盲肠炎，一日之内痊愈。亦治子宫炎。

12. 藤根每用三两，以三碗水煎成两碗后服用，治血栓性高血压特效。

13. 手足指（趾）甲焙后共为细末，加枯矾三钱，吹入耳内，治中耳炎特效。

14. 石榴花瓦上焙干为末，吹入耳内，治中耳炎特效。

15. 油加里叶煎水洗脚治香港脚，5 次可愈。（用盐水洗之亦效）

16. 苦葫芦（小者）焙干为末，用黄酒送服使出汗，治疝气特效。

17. 防风三钱，荆芥二钱，甘草钱半，艾叶三钱，雄黄二钱，煎水洗治绣球风极效。

18. 陈皮二两，白糖一两，煎水服，治肝气胸痛。

19. 公鸡爪七个，焙干为细末，浸酒服之，治鸡爪风及疯犬病，服后出汗即效。

20. 百草霜、土鳖虫、奶汁、鼻涕四味混合外敷疯犬所伤之患处，可防疯犬之毒内浸。

21. 锦蛇研末，每服一钱，治小儿头疮。成人患花柳病者，每服三钱，服至两半可愈。

22. 白花蛇研末，每服三钱，主治麻风病，服完半斤可愈。

23. 白芷研末，每岁服一分，开水送下，治小儿急慢性胆炎。

24. 鸡脚草全棵煎水洗膝盖以下，治痢疾特效，亦治鼻衄淋病。

25. 扁豆花二十个，葱白三节，生姜三片，煎水再加白糖作引，治恶心。

26. 地骨（去皮）烧灰为末，调茶油外敷，治疮疡久溃不愈。

27. 羊肝切片蘸醋生食，治内外障。

28. 生姜一两捣烂，合红糖一两，煮水服之，治腹痛极效。

29. 生姜烧存性，合葱白五节，煎水服之，治霍乱脉伏。脉起者能治，不起者无救。

30. 人发烧灰，每服三至五钱，治吐血、肠出血、便血及血崩。

31. 女人五十岁以上寒性血崩者，每服白芷粉五钱，二日可痊。

32. 白芷五钱，硫黄五钱，胡椒五钱，共为细末，调麻油外敷治疥疮极效。

33. 香瓜小者（愈苦愈好），用白糖煎水服，治心脏病。

34. 土白菜每日半斤当菜食，治血管硬化性的心脏

所引起的心跳。（患下消症者不可吃，愈吃愈重）

35. 猪心一个，朱砂三分，剖开猪心入朱砂蒸食，治心脏病，食完三个即愈。

36. 猪腰一个，生姜一两切丝，蒸食，治口干及肾气不足。

37. 鲫鱼七条，黑豆四两，共煮食之，治肾亏。

38. 菠菜煮猪板油食之，治眼睛发干。

39. 猪脚炖花生米食之，治腿脚疮疡流水不愈，对女人产后奶水不足亦效。

40. 蛇吞入青蛙时，将蛇打死取出青蛙，在瓦上焙干为末，每服三钱治倒食症。

41. 仙人顶（天灵盖）焙干为末，每服三钱，用酒送下，治无名肿毒特效（小儿用一钱）。

42. 牛肉煮大蒜食之，治肝虚、肝气不足、肺部肿胀及肺虚。

43. 白萝卜一斤，绿豆半斤，炖食，治肝硬化。

44. 长杆烟斗中之烟油，外敷恶毒疔疮特效。

45. 长杆烟斗中之烟油混水服之，治腹痛及痧证极效。

杨维杰董氏奇穴医话荟萃

重子穴治疗落枕及久年背痛经验

落枕为临床常见病证，一般治疗此症之效穴甚多，常用者有：①悬钟；②落枕穴；③后溪；④风池、天柱等穴。个人尝以后溪、束骨两穴治疗颈项强痛，并以之治疗落枕，自谓为十四经穴之最特效者。盖《灵枢·杂病》云："项痛不可俯仰，刺足太阳；不可以顾，刺手太阳也。"临床遇有颈项强硬，不能左右转动之症状，取手太阳小肠经输穴后溪；不能前后抬抑，则取足太阳膀胱经腧穴束骨，均有立竿见影之效。遇有颈项前后左右转动均不利时，则束骨与后溪配合，疗效更佳。

此外董氏奇穴正筋正宗治疗"颈项筋痛及扭转不灵"，个人亦常以此穴治疗落枕亦甚效（正筋正宗之穴位及应用请参阅拙著"董氏奇穴发挥"）。

然据多数古籍所载（《玉龙歌》《通玄指要赋》《得

效应穴针法赋》），承浆为治疗项强最常用穴位，因此不论何种落枕，加承浆配用效果更佳。

在多年临床中体验，落枕之际，非只颈项强硬，甚而连及肩背上臂极为酸痛，非仅限于手足太阳经之范围而已，经上述针疗后，虽能迅速解除大部分痛苦，但总仍有些不适感，经加针重子穴，则可完全消失。因此本人近十余年来皆以重子穴配承浆穴，治疗落枕，绝大多数病例一次而愈。

（1990 年第 1 期海峡中医）

肾关穴治疗多尿及五十肩特效经验简介

肾关穴为董氏奇穴七七（小腿）部位要穴，位置在阴陵泉穴直下一寸五分处，为董师景昌治疗肾亏之第一要穴，举凡肾虚引起之各种病痛皆有疗效。

个人最常应用此穴治疗肩臂不举（五十肩）尤为特效。疗效之佳，经多年百余例统计及临床实践，较条口透承山或肩关节附近局部穴位效果既迅速又确实。一般病例若发病较久，病况严重者，可泻尺泽穴作为辅助，效果尤佳。若除上举困难外，尚有后转困难者，亦可加取足五金（健侧），可立见显效。但病久肩部凝硬过度者，则必须辅以肘弯棱针点刺出血。

以此穴治愈数十例夜间多尿，尤其年老肾亏者亦见卓效，年轻人见效更快。治疗白昼多尿效果亦佳。验诸临床多年，亦非十四经之任何穴位所能比拟。

另外治疗双手十指发麻及十指疼痛，亦极特效。治疗眼科尤为要穴，常配复溜并用，最常用于治疗飞蚊症及眼球歪斜。此外治疗半身不遂亦为常用，均针双侧。

总之本穴效果极佳，治疗范围极为广泛，除上述作用外，凡肾亏引起之各病，均可以本穴针刺治疗之。

（1990 年第 1 期海峡中医）

董氏奇穴"木穴"治疗富贵手
（手掌及感冒流涕）特效经验简介

"木穴"为董氏奇穴在手掌上之超级穴位，位于阴掌食指第一节中央线与食指内侧赤白肉际线之连线中央，两指纹之间上 1/3 及下 1/3 处各一穴。

本穴董师原用于治肝火旺脾气躁，故名木穴，个人常用于治疗眼睛发干、眼易流泪、手汗等皆有疗效，其效果绝不逊于十四经穴。

个人用治手皮发硬、手皮肤病，尤其是手掌皲裂（富贵手）尤具特效。尝治数十例富贵手，平均 3～4 次即愈（甚至有一两次即愈者）。

木穴治疗鼻涕多，不论清涕浓涕皆有效，尤其感冒流涕可止于顷刻。

治疗手皮肤病及富贵手以患侧为主，治疗鼻涕多则以健侧为主。

本穴能清泄肝火，与龙胆泻肝汤结合应用，尤妙。

（1990 年海峡中医第 1 期）

董氏奇穴"妇科"治不孕症

不孕症近年来有逐渐升高之趋势，中医辨证分型大致分为肾虚、血虚（或气血亏虚）、肝郁、血瘀、痰湿等几型，以中药及针灸治疗，疗效均不差。除分型论治外，亦有人就主病或兼症另外立方或立穴治疗，例如输卵管阻塞、子宫后倾或左屈等。

个人治不孕症多年，在辨证分型基础上辅以针灸治疗，疗效颇佳。尤值称道及推介同道者，则为以妇科穴为主，还巢穴为辅之专穴治疗，十年来治愈近百位不孕妇女，使之怀孕，疗效较十四经穴为佳。针刺可隔日为之，妇科穴及还巢穴可左右交替运用。但据经验，年龄越轻，治疗时间愈早者疗效愈好。有关不孕之中医论文，余参阅不下数百篇，其所列之验案，80% 在 35 岁以下，而余所遭遇之病例则 80% 在 35 岁以上，怪哉！

（1990 年海峡中医第 1 期）

指趾疼痛要穴——五虎穴

常见一般针灸医生治疗手指疼痛，喜于十指缝中之八缝穴针刺，治疗脚趾疼痛则于十趾缝中之八风穴针刺，不但用针多，且效果亦未必彰显。笔者以董氏奇穴五虎穴中之五虎一治手指痛，五虎三治脚趾痛，非只用针少，且有立竿见影之效，值得广为介绍，大力推广。

五虎穴为董师景昌所发现，以"董氏正经奇穴学"中记载主治仅"治全身骨肿"一项。个人随董师学习多年，见老师常灵活用治手指、脚趾疼痛效果极佳。笔者临床中亦有颇多发现，除用治手指脚趾疼痛外，并广泛用治脚背痛、脚跟痛、腱鞘炎等，病例达数百之多，其中不乏国手国脚等运动员，更不乏在多处辗转治疗无效者，均能收立刻效果，且迅速痊愈。

五虎穴位于大指第一节手太阴肺经之赤白肉际上，自第一掌骨至指间横纹共五穴，取穴采六分点法，即每1/6一穴。自指尖向手掌，依序为五虎一、五虎二、五虎三、五虎四、五虎五。

五虎一常用于治疗手指痛、手掌痛及腱鞘炎；五虎三用于治疗脚趾痛；五虎二则用于加强五虎一或五虎三之作用；五虎四用于脚背痛；五虎五用于治疗脚跟痛。

病例一 陈某某，篮球国手，左脚大趾、二趾踢伤一周，行动不便，在他处治疗无效，经人推介前来诊治。当即于其右五虎三针刺一针，针后嘱其活动左脚脚趾，两三分钟后即觉轻松甚多。留针 30 分钟起针，已觉不痛，一次而愈。

（1990 年海峡中医第 3 期）

温阳补气要穴——灵骨、大白穴

灵骨、大白为董氏奇穴二二部位（手掌部）之要穴，为董氏常用要穴，亦为本人最常用穴位之一。灵骨位于手背拇指与食指岔骨间，第一掌骨与第二掌骨接合处。大白穴即大肠经之三间穴，很少单独应用。除用三棱针治疗小儿气喘、高热及急性肺炎外，大多作为灵骨之倒马针[1]，两穴配合应用效果极佳。

灵骨穴之应用，董师（《董氏针灸正经奇穴学》）原述主治坐骨神经痛、腰痛、脚痛、半面神经麻痹、半身不遂、骨骼胀大、妇女经脉不调、经闭、难产、背痛、耳鸣、耳聋、偏头痛、经痛、肠痛、头昏脑涨。

所谓肺机能不足即指"气虚"，本穴组补气作用极强，举凡"气虚"之病皆能治之，效果绝不逊于足三里、气海、膻中等穴。除补气外，本穴组温阳作用亦极强。临床个人常以灵骨穴单用治脊骨痛、小便痛、小便次数过多（均取双侧），配肾关效更佳。治肘痛、鼠溪痛、脚跟痛、头晕等症亦有特效。

灵骨、大白两穴合用治半身不遂，据个人二十多年、数百例之临床经验统计，疗效之佳，十四经穴（如曲池、阳陵、肩髃、环跳、悬钟等）无出其右者（取健侧穴位为主），两穴合用治阳明太阴走向之大腿小腿疼痛亦有卓效（亦均采用健侧穴）。

针治上述各病，不论灵骨、大白，皆应深针，治疗部位愈远（例如脚跟），深度应愈深。两穴合用，则先针灵骨，再针大白。

大白穴位置与三间相符，系大肠经腧穴。灵骨穴在合谷后岔骨前，两穴合用涵盖腧原所经之处。又以全息律而论，大白主上焦，灵骨主下焦。又大白灵骨皆以深针为主，又深透上、中、下三焦。因此不论纵横，此二针皆涵盖三焦之用。其效果之大，自是可知。

[1] 倒马针即指同经邻近两穴一起下针之意，有加强数倍效果之作用。

（1990 年海峡中医第 3 期）

治踝痛要穴——小节

脚踝扭伤及疼痛为临床常见病，针灸治疗本病颇有效果。一般治法：不论内踝、外踝扭伤或疼痛，先取悬钟，外踝加昆仑，内踝加太溪，或径以疼痛局部取穴。近年来也有取奇穴踝点的。

笔者二十余年来以小节穴治疗脚踝扭伤及疼痛，疗效极为突出，经三百余例之临床统计比较，较诸前述几种取穴法，疗效显然高出甚多。

小节穴位于大指本节掌骨旁（手太阴肺经）赤白肉际上，握拳取穴。针尖向重仙方向进针，针深一寸半，左病取右，右病取左，即健侧进针。进针得气后，一面捻针，一面令患者活动患侧脚踝，可立即减轻疼痛。一般病例留针30分钟，久病重病患者可留针45分钟或更久。如脚踝局部红肿，可于患肢委中穴点刺出血，可帮助加速消肿。

病例一　温秀某，网球国手。1985年10月来诊，当时左脚踝扭伤3天，行动极不便，已在国术馆推拿治疗2次，效果不大，经人推介来诊。当即于右小节穴针刺，针后每10分钟捻针一次，并嘱其走动活动脚踝，针后15分钟即觉轻松甚多，接近不痛，留针30分钟，出针对已觉无恙。次日下午为求巩固疗效，自行再来针1次。针后即赶往台北体专参加比赛，轻松赛完全场2小时毫无不适。余应邀观赛，亦有荣焉。

（1990年海峡中医第3期）

按：此为本人依据董氏对应针法所发现之穴位。

刺络疗法之运用

　　本人研究刺血系随董师而起，现今临床应用者亦率多以董师之穴位及刺法为主。董师之刺血穴位及主治已散见于本书各章，现附录此文，可使各位读者对全书之刺血有一较全面之了解，并进一步研究及应用。

　　刺络治疗是中国医学精彩的内容之一，尤其是在针灸医学中，应用极为广泛，且效果极为惊人。几千年来，我国各科医学文献里，虽然散见着不少此种疗法治病的记录，但能做全面整理，应用于临床，并著为专书者，从未得见。余从董师景昌学习针灸多年，常见董师应用三棱针治疗，数年大病往往霍然而愈，剧烈疼痛亦可止于顷刻，其效果真是令人不可思议。此种疗法适用于任何疾病，疗效却不逊于毫针，有过之而无不及。当年随侍老师之侧，每见董师应用棱针，尝叹此种针法之神奇。后遍访名医，除董师外，中国针灸家之精于此道者，可谓旁无二人，董师直可称之此中泰斗而无愧。余临床二十余万人次，以此治愈重病顽病甚多，益觉刺血疗效之实际及可贵。近年曾赴安徽拜访大陆刺血权威王秀珍老医师，刺血另有特色，亦颇值得研究。

刺络俗称"放血"，又称"刺血"，或称"点刺"，就是用锋利的器械（一般指三棱针而言），在患者体表上某一部位刺破血管，使之流出一些血液，以期达到治病目的。

刺络为人类各种医疗方法中，具有最长久历史的一种，从砭针与九针之形式及《内经》之记载来看，刺络疗法在中国古代医术中是占有很重要地位的。

《灵枢·小针解》曾说："宛陈则除之。"意思就是说久病应以放血刺而除去。《针灸甲乙经》也说："经脉者盛，竖横以赤，上下无常处，小者如针，大者如筋，刺而泻之万全。"这说明了刺络的应用及重要。

放血的范围，一般可指三大类，即经脉、络脉和孙络。络脉是小静脉，孙络是末梢毛细脉管，这些血管在没有病变时不甚显著，因有病变才会出现，形如小红虫状或成红丝状，或成白条状，隐在皮里或露在皮外，也有的成细小红点，漫散全身各处。经脉则指较大的静脉，形状特别明显，颜色特别紫蓝，常呈怒张状态，俗称"青筋"，此种情况多发生在委中、尺泽、四肢外侧，更有发生在肩胛与腹壁的。

刺络中最重要亦最常用者即为静脉刺络，在下节中我们将详细说明。

一、静脉刺络之常用部位及适应证

静脉刺络常用之部位：

1. 肘窝部　为自古常用之部位，相当于尺泽、曲泽穴位，视鼓起之青筋放血。

主治：呼吸器及心脏病（心绞痛用之特效）、霍乱、中暑、上肢风湿神经痛、五十肩、半身不遂。

2. 膝腘部　相当于委中穴位之部位，效果佳而最常用。（古称血郄，最适于刺血）

主治：肠炎、痔疮、腰痛、项强、下肢风湿神经痛、坐骨神经痛、腰椎骨刺、颈椎病、高血压、类中风、半身不遂、脑炎后遗症、小儿麻痹后遗症、血栓闭塞性脉管炎、风疹、伤暑、疔疮、瘫闭等。

3. 下臂部　相当于手三里穴之部位。

主治：面疔、痛、结膜炎、牙痛、湿疹、荨麻疹等。

4. 下腿部

（1）阳明部位　相当于足三里、条口附近（即董师之四花中穴）部位。视青筋放血。

主治：胃炎、肠胃炎、久年胃病、胸痛胸闷、慢性气管炎、丹毒、多发性神经根炎。

（2）少阳部位　相当于阳陵泉至阳辅附近（即董师之四花外穴）。视青筋放血。

主治：急性肠胃炎、肋膜痛、心脏疾病、胸部发胀、慢性支气管炎、哮喘、坐骨神经痛、肩臂痛、偏头痛、高血压等。

（3）太阳部位　相当于承山穴部位，视青筋放血。

主治：痔疮、背痛、静脉瘤。

（4）太阴部位　相当于阴陵泉附近。

主治：内痔、外痔、痛经、不孕、尿路感染、急性淋巴管炎。

5. 外踝部　包括丘墟、昆仑一带。

主治：足关节炎、腰痛、坐骨神经痛。

6. 内踝部　包括中封、照海穴一带。

主治：中耳炎、疝气、不孕症。

7. 脚背

（1）阳明部位　解溪穴附近。

主治：十二指肠溃疡、丹毒、末梢神经炎、血栓闭塞性脉管炎、象皮腿。

（2）少阳部位　相当于临泣、侠溪、地五会等穴位附近。

主治：牙痛、坐骨神经痛。

8. 侧额部　相当于额厌穴部位，俗称太阳穴。

主治：头痛、头晕、结膜炎、眼底出血、中风、气喘、食道病变等。

9. 舌下部　相当于奇穴金津玉液，即舌下紫脉。

主治：喉炎、言语障碍、中风、休克、恶性感冒等。

二、其他常见刺络部位

除上述几大常用较大静脉部位外，尚有耳背、十二井、十宣、背后、肩峰、颜面等部位，由于这些部位较不易发现青筋或无较大静脉，因此治疗时不适合寻找青筋放血。由于经验之累计，只要在固定穴位刺针，使出些微红血，即达治病目的。这些部位亦有称之为细络者。下面略予说明：

1. 十二井穴　即十二经络之井穴部位。

主治：卒中、急性炎症、发热等。

2. 十宣　位于十指之尖端。

主治：卒中。

3. 耳背　有细小之紫筋数条，对准放血。

主治：头痛、三叉神经痛、结膜炎、角膜炎、皮肤病、颞颌关节炎。

4. 颜面　颊、颧、鼻头、鼻翼部位。

主治：面神经麻痹、鼻炎、头痛、三叉神经痛。

5. 口腔　口腔黏膜。

主治：面神经麻痹。

6. 肩峰　相当于肩髃穴附近部位。

主治：出黄水治肾脏病，出黑血治手腕及手背痛。亦治肩凝、荨麻疹、乳腺炎等。

7. 腰背　全部腰背俞穴均属放血范围。

主治：各脏腑病变及其有关经络之病，刺其俞穴出血。

8. 七星穴　包括在项部入发际八分之总枢穴及其下一寸。

主治：呕吐（五脏不安）、感冒头痛、小儿高热、小儿各种风证。

说明：总枢穴即督脉之风府穴，分枢即督脉之哑门穴，虽然因为有七个穴道，故称七星，但并不需要每个穴都针，一般只要针总枢（风府）、分枢（哑门）即能达到疗效，点刺出血效果更佳。

9. 五岭穴　包括五道穴线：第一道穴线从大椎骨下第二节江口穴起，每下一节为一穴，其顺序为火曲、火套、火长、火明、火校、火门、土月、土泄，直至第十椎下土克穴为止，共十穴。第二条穴线（左右共两条）从江口穴向左右平开四指，金北穴起下一寸为一穴，其顺序为金斗、金吉、金陵、火金、木东、木杜，直至木梅穴为止，共八穴。第三条穴线（左右共两条）从第二条线向外横开四指，共有金枝、金精、金神、木原、木太、木菊、木松七穴，每穴间隔约一寸。

主治：高血压，重感冒，高热，发冷，突然间引起之头晕、头痛，高血压引起之手足麻痹、半身不遂，阴霍乱，阳霍乱，呕吐及各种痧证，血管硬化之腰痛，干霍乱，急性胃痛。

10. 双凤穴　从大椎骨以下第二与第三脊椎骨间，向左右横开一寸五分之火凤穴起，每下一寸一穴，其顺序为火主、火妙、火巢、火重、火花、火蜜七穴（左右共十四穴）。

主治：手痛脚痛、手麻脚麻、手足血管硬化。

11. 九猴穴　包括火凤、火主、火妙、金堂（金斗上二寸）、金北、金斗、金吉、金枝、金精九穴。

主治：喉痧。

说明：本穴之排列共分三行，位置为第二椎旁开寸半之火凤穴起，每下一寸一穴，计有三穴（含火凤）；大椎旁开三寸之金堂穴起每下一寸一穴，计有四穴（含金堂）；第二椎旁开六寸之金枝及下一寸之金精，计二穴，总共九穴，为治疗喉痧之要穴，故称九猴穴，可记忆为"二椎寸半连三穴，一椎旁三连四穴，二椎旁六连二穴"。

12. 三金穴　包括金斗、金吉、金陵三穴。

主治：膝盖痛。

说明：金斗、金吉、金陵三穴分别位于第三、四、五椎外开三寸处，相当于膀胱经之魄户、膏肓、神堂穴，点刺出血少许，治疗膝关节疼痛，确有立竿见影之效，数年大疾亦往往愈于霍然。

13. 精枝穴　包括金精、金枝两穴。

主治：小腿发胀、小腿痛。

说明：精枝穴含金精、金枝两穴，分别位于第二椎及第三椎旁开六寸处，点刺出血，治疗小腿酸胀疼痛，效果极为迅速而突出。

14. 金林穴　包括金神、木原、木太三穴。

主治：坐骨神经痛。

说明：金神、木原、木太三穴分别位于第四、五、六椎外开六寸处，亦即紧接于精枝穴下，点刺治疗大腿及坐骨神经痛确有卓效。

15. 顶柱穴 包括金吉、金陵、火金、金神、木东、木杜、木梅、木原、木太、木菊、木松十一穴（两边共二十二穴）。

说明：顶柱穴计有十一穴，两侧合计为二十二穴，分二行排列，第四椎至第九椎每椎旁开三寸各一穴，计六穴，第四椎至第八椎每椎旁开六寸各一穴，计五穴，可记忆为"四椎旁三连六穴，四椎旁六连五穴"。

16. 后心穴 包括大椎骨下第四个脊椎关节处火云、火长、火明、火校、火门、土月六穴，及脊椎旁开一寸五分之火妙、火巢、火重、火花四穴（两边共八穴），与旁开三寸之金吉、金陵、火金三穴（两边共六穴）。

主治：羊毛痧、疔疮、心脏衰弱、胃病、重感冒、中风、各种急性痧证。

17. 三江穴 包括第十三椎下之分线穴起，每下一节一穴，其顺序为水分、水克、水管、六宗、凤巢、主巢七穴及十四椎下旁开四指之六元、六满、六道、华巢、环巢、河巢六穴（两边共十二穴）。

主治：经闭、子宫炎、肠炎、闪腰岔气、急性肠炎。

18. 双河穴 包括第十四椎下之六元、六满、六道、华巢、环巢、河巢六穴（两边共十二穴）。

主治：手臂痛、肩背痛。

19. 冲霄穴 包括第二十椎下之妙巢穴，第二十一椎下之上对穴及上对穴下之一寸之上高穴，共三穴。

主治：小脑痛、小脑发涨、项骨正中胀痛。

20. 喉蛾九穴　在喉结及其上一寸与下一寸五分处，另加该三处各左右旁开一寸五分处，共九穴。

主治：喉蛾、喉痛、甲状腺炎、喉痒、痰塞喉管不出（呼吸困难，形状如哮喘）。

21. 十二猴穴　平行锁骨下一寸三分处共三穴，再下一寸五分处又三穴，两边总共十二穴。

主治：喉痧、血管硬化之哮喘、干霍乱（伤寒、重感冒、霍乱均会引起喉痧）。

22. 金五穴　在胸骨上端半月状之下陷凹处金肝穴，每下一节为一穴，其顺序为金阴、金阳、金转、金焦共五穴。

主治：干霍乱、消化不良（胃胀）、胁痛、气管不顺、各种痧证。

说明：金五穴之金肝穴即任脉之天突穴，其下之金阴、金阳、金转、金焦四穴亦即为任脉璇玑、华盖、紫宫、玉堂等穴。

23. 胃毛七穴　从歧骨下缘陷凹处，直下一寸一穴，共三穴。旁开一寸五分各两穴（两边四穴）。

主治：羊毛痧、胃病、各种霍乱、心跳、胃出血。

说明：胃毛七穴部位之旁开"一寸五分"应为"二寸"方为正确，因此胃毛七穴之位置应系鸠尾、巨阙、上脘（以上三穴属任脉）及两旁之不容、承满（属胃经），两侧计四穴，总共七穴，位于胃部附近，并以治胃病为主，故称胃毛七穴。

24. 腑巢二十三穴　肚脐直上每一寸一穴共二穴，肚脐每下一寸一穴共五穴，肚脐旁开一寸一穴，其上一穴，其下二穴（共四穴，两边共八穴），肚脐旁开二寸一穴，其上一穴，其下二穴（共四穴，两边共八穴），总共二十三穴。

主治：肠炎、子宫炎、肾炎、肾痛、脐痛。

说明：腑巢二十三穴虽有二十三穴之多，但并不是每穴皆用，在精穴简针原则下，一般只针以肚脐为中心，四旁各开一寸之穴位为主，随病情之严重而向四方扩张用穴。

上述所举者，概为常见之应用部位，民间所传放血验方及特效部位，当不止此数，今后刺络之发展，仍待各位先进及后学之继续努力，以期于使此种传统疗法得到更大的发挥。

三、常见疾病之刺络治疗

刺络对于疾病之治疗，应用广泛，效果宏速，为不争之事实，唯医书向少记载，甚为遗憾。爰据各家医书之散载及个人对董氏奇穴刺络体会与经验，按照常见疾病分类提要如后：

（一）头部

1. 头顶痛：上星、百会。

2. 后头（脑）涨痛：A. 冲霄　B. 委中。

3. 偏头痛：四花外。

4. 前头痛：四腑一、二及上里。

5. 突然头晕：五岭；高血压头晕：五岭。

6. 感冒头痛：A. 三商　B. 七星。

7. 血管神经性头痛：太阳。

（二）眼病

1. 风眼肿痛（角膜炎）：A. 太阳穴、肝俞　B. 五岭（肝、胆、心俞）　C. 耳后静脉点刺。

2. 眼眶胀痛：少商、合谷、太阳。

3. 结膜炎：A. 太阳　B. 攒竹　C. 少商。

4. 睑腺炎：A. 耳背　B. 曲池　C. 足中趾尖。

5. 翼状胬肉：少泽、至阴。

（三）耳病

1. 耳下腺炎：A. 少商　B. 临泣、侠溪、地五会。

2. 耳痛：四花外。

3. 中耳炎（聤耳）：足踝附近。

（四）口病

1. 口舌生疮：A. 神门　B. 金津、玉液　C. 阴陵泉至血海直线上青筋。

2. 口舌及咽喉肿：三重、少商。

3. 口唇生疮：阴陵泉至血海直线上青筋。

（五）牙病

牙痛：外踝尖至临泣、侠溪、地五会。

（六）鼻

1. 鼻衄：A. 少商　B. 太冲　C. 肝俞。

2. 酒渣鼻：A. 脾俞　B. 胃俞　C. 鼻尖——正本穴（七星针）。

4. 敏感性鼻炎：正本。

（七）咽喉

喉咙总治：A. 少商、商阳先行点刺，再行对症治疗。B. 亦可于耳背点刺，再对症治疗。

1. 扁桃腺炎：A. 少商、商阳、合谷　B. 三重。

2. 喉头炎：A. 少商、商阳、合谷　B. 三重。

3. 咽肿，水药米粒不下：A. 少商、商阳、合谷B. 三重。

4. 喉痛：A. 阴陵泉至血海直线上青筋点刺　B. 哑门　C. 喉蛾九穴。

5. 喉蛾：少商。

6. 发音无声：总枢。

7. 痰塞喉管不出：喉蛾九穴。

（八）哮喘

A. 部五岭（膈俞、肺俞、心俞等穴）　B. 太阳、尺泽　C. 四花外　D. 后溪至腕骨线上之青筋。

（九）颈项

1. 甲状腺肿：A. 三重　B. 耳后静脉　C. 喉蛾九

穴。

2. 项骨正中线痛：A. 冲霄　B. 委中

（十）　上肢

上肢总治：可于肘弯点刺，再对症治疗。

1. 手腕痛：A. 四花中、副　B. 临泣、侠溪、地五会　C. 水俞

2. 肩痛：四花外。

3. 指麻：A. 后心　B. 双凤。

4. 掌背红肿、手指肿：四花中、副。

5. 手痛：手足血管硬化、手麻　A. 双凤　B. 四花外　C. 水俞。

6. 臂痛（前）：A. 双河　B. 四花外　C. 水俞。

7. 肩臂痛：A. 双河　B. 四花外。

8. 腱鞘囊肿：囊肿部位放液。

（十一）　下肢

下肢总治：皆可于委中点刺，再对症治疗。

1. 两腿发酸：金林、金枝。

2. 坐骨神经痛：A. 太阳经痛——委中或金林　B. 少阳经痛——四花外或金林。

3. 膝痛：三金。

4. 小腿痛（胀）：精枝。

5. 足踝肿痛：委中及阳陵泉。

6. 脚跟：委中。

7. 足麻：足痛：A. 双凤　　B. 隐白。

8. 足趾痉挛：外踝中央。

9. 香港脚流黄水：外踝中央至临泣青筋点刺。

10. 四肢麻痛：井穴刺血。

（十二）胸腹

1. 胁痛（肝硬化、肋膜炎）：四花外（肝俞）。

2. 腹痛：四花中、副。

3. 胸闷（胀）：A. 尺泽　　B. 四花中。

4. 脐痛：A. 腑巢二十三穴（选）　　B. 四花外。

（十三）腰背

腰背总治：可于委中点刺，再行对症治疗。

1. 脊痛：A. 委中　　B. 人中。

2. 腰痛：委中。

3. 转筋强直：委中。

4. 血管硬化之腰痛：顶柱、委中。

5. 背痛：承山。

（十四）心脏

心脏病总治：A. 肘弯　　B. 四花中　　C. 五岭。

1. 心脏扩大：五岭穴（上焦部分）。

2. 心脏血管硬化：四花中、副。

3. 心肌麻痹：四花中、副，十二井穴。

4. 心惊悸：胆穴。

5. 心脏衰弱：后心。

6. 心痛：火包、尺泽。

7. 心跳剧烈：四花中、副。

（十五）肝胆

1. 黄疸：隐白、脾俞、胃俞。

2. 肝硬化：四花外、肝俞。

3. 肝病：火包。

（十六）肺病

1. 支气管炎（吐黄痰）：四花外。

2. 哮喘：A. 背部五岭　B. 太阳、尺泽　C. 四花外 D. 后溪至腕骨线上之青筋。

3. 急性肺炎：A. 大白　B. 肺俞、风门。

4. 肺经杂症：四花外均可主治之（或加肺俞更佳）。

（十七）脾胃

1. 胃酸痛：四花中、副。

2. 胃炎：A. 四花中、副　B. 内庭至解溪。

3. 急性胃痛：A. 四花中、副　B. 曲泽、委中　C. 五岭之中焦部分（胃俞及上下）。

4. 胃出血：胃毛七，四花中、副。

5. 胃溃疡：四花中、副。

6. 十二指肠溃疡：A. 内庭至解溪上青筋点刺　B. 外踝附近点刺。

7. 急性肠胃炎（上吐下泻）：A. 四花中、副、外 B. 曲泽、委中。

（十八）肾

肾炎：A. 水俞扎出黄水　　B. 腑巢　　C. 肾脏周围。

（十九）肠

肠病总治：四花中、外。

1. 十二指肠：A. 内庭至解溪上青筋点刺　　B. 外踝附近点刺。

2. 阑尾炎：四花中、副、外。

3. 疝气：内踝附近。

4. 急性肠胃炎：四花中、副、外。

5. 急性肠炎：A. 四花中、副　　B. 三江。

6. 急性腹痛：曲泽、委中。

（二十）妇科

1. 乳房肿痛：四花中、副。

2. 经闭：三江。

3. 子宫炎：三江。

4. 胎衣不下：火包。

5. 白带：A. 三江　　B. 十七椎下、八髎。

（二十一）血管病

1. 中风：十二井。

2. 高血压：A. 四花外　　B. 五岭　　C. 委中。

3. 高血压致手足麻痹或半身不遂：五岭。

4. 低血压（静脉瘤）：当瘤上点刺。

（二十二）小儿科

1. 小儿疳疾（多食而瘦）：A. 四缝　B. 肝俞、膈俞、胃俞、身柱。

2. 小儿痘疮：A. 委中、曲泽　B. 耳背。

3. 小儿惊风：A. 十宣　B. 七星　C. 印堂。

4. 小儿气喘：大白。

5. 小儿夜哭：胆穴。

6. 小儿高热、呕吐：总枢（七星）。

7. 小儿重舌：少泽、少冲、隐白。

8. 痄腮：少商、关冲。

（二十三）杂病

1. 干霍乱：A. 总枢　B. 五岭。

2. 霍乱：A. 委中　B. 尺泽、曲泽。

3. 邪祟：A. 委中　B. 少商。

4. 痔疮：委中。

5. 急救中暑：十二井。

6. 癫痫：A. 发作期：十二井　B. 缓解期：五岭。

7. 皮肤病：耳后静脉点刺。

8. 偷针眼：A. 脾俞、胃俞　B. 耳后静脉　C. 曲池。

9. 猴痧：十二猴穴。

10. 各种痧证：A. 五金　B. 五岭。

11. 羊毛痧：A. 胃毛七穴　B. 后心。

12. 疔疮：后心穴。

13. 全身疲劳：背面。

14. 呕吐（五脏不安）：A. 七星（总枢）　B. 五岭。

15. 带状疱疹：A. 疱疹周围　B. 耳背。

四、病案举例

1. 汪某某，36 岁，公务员。左腿坐骨神经痛，不能行走，疼痛部位属胆经，视其左腿丰隆至阳陵泉一带有青筋鼓起，刺之出血，1 次痊愈，行走如常。

2. 颜某某，20 岁，学生。患结膜炎已 3 天，眼白充满红丝，视其耳背上紫色细脉，以棱针出血少许，第二天再行探视，已痊愈。

3. 谢太太，33 岁。双膝风湿痛多年，来诊时疼痛剧烈，先在双背三金穴，点刺出血少许，即刻疼痛减轻大半，再以毫针在双内关刺针，令其活动腿部，1 次而愈，至今 10 年未再复发，并介绍病友多人来诊。

4. 涂某某，40 岁，军人。腰部扭伤两天，疼痛异常不得翻身，视病患委中部位青筋暴起，以棱针刺破，血流少许，旋即痛减能起床翻身，再以毫针针刺束骨穴，1 次痊愈。

5. 王太太，40 岁。偏头痛近 20 年，痛剧则呕吐。初诊时抱头而来，当即在其太阳穴点刺出血，即时头痛立刻减轻，之后未再来诊，电话告知已痊愈，并介绍头痛病友多位前来治疗。

6. 杨某，36 岁。因嗜食槟榔，致口不能张，仅能容一指，口腔白斑，辛辣点滴不能沾，沾之则痛剧，经林口某大医院诊为口腔癌，特邀余自美返台治疗。在太阳、尺泽点刺后即能张口吞下水饺（张口三指有余），之后每周点刺一次，前后 3 个月（余返台 1 月，该病患来美 2 月），白斑转红，张口如常人，五味不忌，一切正常，今已 4 年，一切安好。

7. 韩某某，35 岁。气喘 3 年，逢冬易发，来诊时正逢发作，在其背部肺俞、膏肓、大椎及尺泽点刺，并针水金、鱼际，立刻轻松。每周 1 次，仅如此治疗 3 次，竟 3 年未发，并于《世界日报》（美洲最大华文报纸）登铭谢启事。

五、体会

1. 刺络俗名放血，但现在一般人多有称之"点刺"者。

2. 依据个人多年经验，久年风湿疼痛，虽经毫针治疗，但常有复发者，唯经施以刺络辅助，则未见复发者。

3. 刺络之治病原理，据《内经》谓"宛陈则除之"，即指久年老病必须放血去除。个人以为，病久则邪气盛，血脉不得通，乃宛陈于该处，平常血行尚能通过，则不觉痛楚，天阴作雨，气压改变，脉道益狭，气血通过困难，虽经毫针通气，唯病久邪深，血不得行，则针去病仍存在，纵然得以治愈，时间拖累甚多，却有复发可能，因此放血实为必要，血去则痛止，此亦即古人所言："治风先治血，血行风自灭。"

4. 据经验，以毫针针刺，采用巨刺疗效较佳，但放血则以同侧效果为佳。

5. 据经验，放血仍以远处施针，作用较大，此甚合"泻络远针，头有病而脚上针"的古义，同理下有病而上面针，所以治疗下肢病痛，我们常在背上施针。

6. 放血手法可参看拙著《针灸经纬》上篇手法篇"三棱针之运用"。（1990 年 10 月海峡中医杂志社专题演讲）

董氏奇穴索引表